La vieillesse est mon métier

Les impliqués Éditeur

Structure éditoriale récente fondée par L'Harmattan, Les Impliqués Éditeur a pour ambition de proposer au public des ouvrages de tous horizons, essentiellement dans les domaines des sciences humaines et de la création littéraire.

Déjà parus

De Lyon (Kukaï), *Les rendez-vous du 5-7-5, Haïkus du Kukaï de Lyon*, 2017.

Buisson (Georges), *Un si joli village ou le combat d'Aimée*, roman, 2017.

Anglade (Pierre), *La stratégie du saumon, suivi de Fragments critiques à l'usage du dernier des Mohicans*, 2017.

Von Bülow (Katherina), *La gardienne*, 2017

Tabary (Bernard), *L'Autre Rive*, 2017.

Ngouloubi (Malachie Cyrille Roson), *Le soleil des élites*, poèmes, 2017.

Benayad (Zohra), *Le rebelle*, récit, 2017.

Konan Kibbou (Séraphin), *Syndicalisme et rêve d'émergence*, 2017.

Ratcliffe (Gabrielle), *Caliculette ou la farce du pouvoir*, 2017.

Cerveau (Stéphane), *Les racontars de Sam le Bavard, Contes féériques*, 2017.

Maombi Mushi (Fabien), *Comptabilité et gestion budgétaire*, essai, 2017.

Ces dix derniers titres de ce secteur sont classés par ordre chronologique en commençant par le plus récent.

David HANNI

La vieillesse est mon métier

Regards croisés d'aides-soignantes
en gériatrie

Les impliqués Editeurs

21 bis, rue des écoles, 75005 Paris

www.lesimpliques.fr
contact@lesimpliques.fr

ISBN : 978-2-343-13023-1
EAN : 9782343130231

À la mémoire de monsieur Michel Charles,
Directeur de l'Hôpital Local de Fismes de 2000 à 2011.

Préface du Directeur, monsieur Thierry Largen

Il y a probablement une certaine noblesse à prendre en charge la personne âgée : vécue comme une nécessité basique du contrat social, la solidarité doit s'exercer auprès des plus démunis et ces hommes et femmes qui peuplent nos maisons de retraite en sont un exemple. La tradition du prendre soin était d'abord d'essence divine avec les hôtels Dieu, jusqu'à ce que l'homme s'affranchisse du pouvoir monochrome du Roi.

Depuis l'Etat a investi le champ des solidarités sociales, et en particulier celui de la dépendance qui touche chacun d'entre nous, c'est en partie au travers du collectif institutionnel que nous répondons à cet objectif sociétal du prendre soin.

Ce projet d'écriture de témoignages d'aides-soignantes m'a été soumis dès mon arrivée à l'hôpital de Fismes en 2012, par notre collecteur de mémoire Mr Hanni, à l'époque j'étais assez dubitatif. Il me semblait évident que certaines aides-soignantes se serviraient de cette tribune pour critiquer sans vergogne l'institution, et certains de ses acteurs.

J'ai pris le parti de ne rien censurer, il s'agit d'une parole libre de professionnelles qui puise tout son argumentaire dans le ressenti au fil des années passées à prendre soin du résident, d'abord sous l'égide des sœurs dans un univers hiérarchique totalement féminin, ensuite avec des directeurs. Ce recueil nous permet de voir défiler les étapes de la restructuration de l'hôpital, les évolutions techniques dans la prise en charge, les rapports humains inter-professionnels et avec les résidents. Un kaléidoscope riche en couleurs et anecdotes en tout genre pour dédramatiser si besoin était cette figure de la personne âgée dans une société qui a fait du jeunisme un paradigme post-moderne.

Même si ce métier au travers de mon expérience de directeur m'apparait comme le plus contraignant de la sphère sanitaire et médico-sociale, j'entrevois à la lecture de ce livre toute la passion, l'abnégation et l'engagement de nos professionnels dans cette relation solidaire de service auprès des personnes âgées pour un vieillissement assumé dans la dignité et le respect.

Nul doute qu'il fera des émules, c'est en tout cas le vœu que je formule à destination des générations futures, la richesse d'une société s'apprécie dans le partage des expériences et des émotions, dans un vouloir vivre ensemble porté par des valeurs humanistes.

Sommaire

Introduction

La prise en charge de la fin de vie est un sujet qui fait débat dans nos sociétés. Les options sont multiples, les avis variés, mais admettons-le, personne ne détient la vérité. En tant que Collecteur de Mémoire[1], salarié du Centre Hospitalier de Fismes, un établissement pour personnes âgées dépendantes situé dans le département de la Marne, je suis le témoin quotidien d'un type de prise en charge : celle que l'on qualifie généralement d'institutionnelle ou de médicalisée.

Au cours des dernières décennies, cette prise en charge a beaucoup évolué. À l'échelle de notre établissement, cela s'est traduit par des changements de dénomination : Hospice d'abord, Hôpital Local ensuite et désormais Centre Hospitalier. Mais pour le personnel, et je pense notamment aux professionnels qui travaillent directement ou indirectement au bien-être des résidents depuis près de quarante ans, cela signifie également un certain nombre de souvenirs et d'anecdotes à raconter. Autant de confidences riches en enseignements qui constituent selon moi un bien commun, un patrimoine à préserver.

Malheureusement, l'envie et la bonne volonté ne suffisent pas toujours. Pendant longtemps, je me suis heurté à la question du « comment ». Jusqu'à ce qu'un événement assez anodin vienne produire le déclic nécessaire. Une conversation matinale, amicale et inspirante, avec une aide-soignante particulièrement enthousiaste et un brin

[1] En tant que collecteur de mémoire, mon travail consiste entre autres à recueillir, organiser puis diffuser les souvenirs des résidents.

nostalgique. Un échange imprévu qui m'a soudainement donné l'idée d'envisager ce travail de collecte par le prisme exclusif des aides-soignantes. Et pas n'importe lesquelles, les plus expérimentées. Une génération de femmes qui d'ici quelques mois, au plus tard quelques années, quittera définitivement la vie active pour une retraite bien méritée.

Pourquoi uniquement des aides-soignantes ? Il me semble, mais peut-être est-ce une illusion qu'il s'agit de la profession la plus exposée aux difficultés que présente parfois la fin de vie. De par leurs fonctions, les aides-soignantes sont confrontées à ce que l'on appelle communément des « tabous ». Je vais les énumérer : la mort, la démence, et ce qui relève du domaine de la souillure (excréments, saletés, pollutions corporelles, etc.) En somme, ce qui d'ordinaire est tenu à distance, rejeté, voire nié par la Société, les aides-soignantes en gériatrie doivent le gérer. Et cela quotidiennement. J'irai même plus loin en disant que c'est justement le fait de devoir assumer l'ensemble de ces tabous qui fait la spécificité des aides-soignantes en gériatrie. Le concept de tabou peut sembler un peu abstrait, mais il suffit d'accompagner pendant une heure ou deux une aide-soignante pour constater concrètement à quelle réalité cela renvoie.

Voilà donc l'objet de ce livre : une radiographie originale d'un établissement public de santé, avec en filigrane une réflexion sur le métier d'aide-soignante en gériatrie. Je le dis d'emblée, cet ouvrage est un recueil de témoignages. Sa seule ambition est de faire dialoguer des ressentis subjectifs ; ceux des quatorze aides-soignantes qui ont accepté de se confier, de me parler de leur métier. Subjectivité, voilà le maître mot. Elle est revendiquée, assumée. Cela signifie que je n'ai pas mené d'enquête, ni même cherché à croiser les sources en interrogeant leurs collègues ou supérieurs hiérarchiques. Dès l'écriture du projet, j'ai choisi de placer la confiance au cœur même du processus.

Il existe d'autres manières d'exposer aux regards une profession. Mais cela, le personnel du Centre Hospitalier de Fismes ne le sait que trop bien ! Il y a quelques années, deux journalistes sont venues réaliser un film de commande sur le thème de la maltraitance ici même, au cœur de l'établissement. Bien évidemment, l'objectif de ce film n'a jamais été révélé au personnel. En avançant masquées tout au long du tournage, ces deux professionnelles de l'image ont ainsi pu construire un document fidèle à la représentation qu'elles se faisaient d'un établissement comme le nôtre. Ce film, dont le montage rappelle les plus belles heures du cinéma de propagande, a laissé des cicatrices profondes dans les esprits. Il a été et est toujours vécu par certains salariés comme une trahison, voire une humiliation. Cette douloureuse expérience collective n'est évidemment pas sans rapport avec ce livre.

J'ai choisi de construire mes entretiens de manière spontanée, sans malice. J'ai recueilli ce que les aides-soignantes avaient à dire sur le moment, sans illusion quant à la nature instable de ce matériau soumis aux aléas du mental et du temps. Les entretiens ont été réalisés dans les conditions souhaitées par les aides-soignantes. La plupart ont accepté la rencontre en vis-à-vis. Certaines ont préféré témoigner en binôme. D'autres ont opté pour les deux formules, ce qui signifie qu'elles interviennent tour à tour seules, puis à deux, voire même à trois. La durée des entretiens était également laissée à leur appréciation. C'est la raison pour laquelle certaines questions ne sont pas abordées par l'ensemble des intervenantes. J'ajoute que, pour des raisons évidentes, j'ai fait le choix de ne mentionner aucun nom de famille.

Il ne s'agit pas d'un livre savant sur le métier d'aide-soignante. Je tenais juste à raconter une époque qui n'est plus, et ce, de la manière la plus accessible et dépouillée possible. Entrer dans le cœur de la pratique afin de comprendre le quotidien de ces femmes qui, discrètement et efficacement, avec abnégation et dans l'indifférence générale, vont là où peu de gens acceptent d'aller, sur ces territoires inhospitaliers que sont la souillure, la démence, la mort… Partager une histoire vivante et vécue, regorgeant d'humanité, sans commentaire ni regard expert pour décrypter ce qui se joue derrière les mots. Le vécu, le ressenti, livrés en toute franchise, de manière crue et parfois sans précaution.

J'ai voulu réaliser un recueil à l'image de ces aides-soignantes ou en tout cas à l'image que je m'en fais : simple, directe, sans artifice. J'espère que ce livre sera pris pour ce qu'il est, à savoir : un hommage à ces femmes qui ont passé toute une vie professionnelle au chevet de personnes en fin de vie et dont la voix mérite plus que jamais d'être entendue…

Le Centre Hospitalier de Fismes en quelques dates

L'établissement, autrefois appelé « Hôtel-Dieu », fut fondé le 14 mars 1410, mais son développement date du 17è siècle. Initialement implanté à côté de l'Hôtel de Ville, il fut reconstruit à son emplacement actuel en 1900.

Quelques repères historiques :

1625 : Restauration du bâtiment et édification d'une chapelle par une bienfaitrice, Mme Colbert-Martin, pour organiser la charité fismoise. L'Hôtel-Dieu est tenu par une communauté de saintes femmes, les « magneuses » ou « sœurs de Ste-Marthe ». Il ne s'agit pas d'un ordre religieux, mais d'une communauté de femmes laïques, dévouées aux soins des malades et à l'enseignement.

De 1628 à 1700 : Agrandissement du domaine par rachat ou annexion des bâtiments voisins.

1789 : Dispersion de la communauté.

1900 : Le nouvel hôpital, qui répondra bientôt à l'appellation d'Hôpital Hospice, est érigé sur son emplacement actuel.

1918 : Destruction de l'hôpital.

1924 : Reconstruction de l'hôpital. L'hôpital est dirigé par les sœurs de la communauté Ste Chrétienne.

1950 : Ouverture d'une maternité

1955 : Ouverture du service de médecine pédiatrique. L'établissement comprend alors une maternité de 12 lits, un service de médecine de 16 lits et un hospice d'une capacité d'accueil de 107 lits. Un directeur est nommé à la tête de l'hôpital. Du personnel laïque est recruté.

1973 : Fermeture de la maternité. L'hôpital amorce sa mutation. Les sœurs de la communauté seront progressivement remplacées par du personnel laïque. Bientôt, l'appellation Hôpital Hospice sera remplacée par celle d'Hôpital Local.

12 Février 1975 : L'inauguration du pavillon Aimé Bouchez marque l'ouverture officielle de la Maison de Retraite (56 chambres supplémentaires).

16 février 1980 : Ouverture du pavillon Gilbert Cesbron, destiné à accueillir une Unité de Long Séjour, lequel sera appelé par la suite Unité de Séjour Longue Durée (U.S.L.D.). Capacité d'accueil : 96 lits.

1989 : Fermeture du service de médecine.

1991 : Ouverture de 24 lits supplémentaires en Maison de Retraite, ce qui porte sa capacité d'accueil à environ 131 lits (dont 100 en section de Cure Médicale).

2001 : Ouverture du Centre Local d'Information et de Coordination (C.L.I.C.).

2003 : Ouverture du Service de Soins Infirmiers à Domicile (S.S.I.A.D.).

De 2008 à 2015 : Extension et rénovation de l'Hôpital Local. Sa capacité d'accueil est désormais de 197 lits, dont 167 pour la partie Etablissement d'Hébergement pour Personnes Agées Dépendantes (E.H.P.A.D.), et 30 pour la partie U.S.L.D.

2012 : Suite à la promulgation de la loi Hôpital Patients Santé Territoire (H.P.S.T.) du 21 juillet 2009, l'Hôpital Local devient le Centre Hospitalier de Fismes.

2013 : Début de l'activité du Service de Soins de Suite et de Réadaptation Polyvalent (S.S.R.P.). Capacité d'accueil : 30 lits.

2016 : Début de l'activité du Pôle d'Activités et de Soins Adaptés (P.A.S.A.).

Avertissement

Comme l'indique ce rappel chronologique, le Centre Hospitalier de Fismes est un établissement pour personnes âgées très bien intégré dans son tissu urbain, et ce, depuis fort longtemps. Si tous les habitants le connaissent, chacun le désigne à sa manière, ce qui parfois peut donner lieu à quelques confusions. Ainsi, il y a quelques décennies, les gens parlaient de « l'hospice ». Désormais, la plupart évoquent l'« hôpital de Fismes », mais on entend aussi fréquemment la « maison de retraite de Fismes ». Que les choses soient claires : toutes ces dénominations désignent le même établissement.

Pour finir et afin de dissiper tout malentendu, j'ajoute que dans les entretiens qui suivent, les aides-soignantes utilisent également des expressions telles que « la Maison de Retraite », « l'Hospice », « la Médecine » pour évoquer des services où elles ont travaillé, mais qui n'existent plus aujourd'hui.

L'embauche

Martine M :

Je suis rentrée à l'hôpital parce que j'habitais à Fismes et que j'avais besoin de travailler. J'avais vingt ans, mon fils venait de naître, mon mari était à l'armée. Je n'avais jamais travaillé, je n'avais aucune qualification. Bref, je me suis présentée les mains vides ! Je ne sais plus exactement, mais peut-être deux jours après, le directeur m'a convoquée pour me dire que je commençais le lendemain en tant qu'A.S.H. (Agent des Services Hospitaliers). J'ai commencé le 9 janvier 1978.

*

Françoise :

Tu sais que je suis née ici, moi ?! Mes parents habitaient à Prouilly (à environ 15 kms de Fismes) et dans le temps, on accouchait ici. Je suis née ici, j'ai travaillé ici, et je mourrai peut-être ici ! *(rires)*

Je suis arrivée le 15 janvier 1978, le jour de mon anniversaire. J'avais vingt et un ans. Avant, je travaillais comme réceptionniste chez un médecin à Reims. Ensuite, avec mon mari, on a déménagé et on est venu habiter à Fismes. C'est comme ça que je me suis retrouvée ici. C'est Micheline B. (Attachée d'administration) qui a rempli ma feuille d'embauche. Elle connaissait ma sœur.

*

Pierrette :

Moi, je suis arrivée le 16 juin 1976. J'avais dix-sept ans et demi. Je n'avais pas de diplôme, rien. Je crois que c'est madame J., la sous-directrice de l'époque, qui m'a reçue. Je suis venue un peu par hasard... J'habitais à Mont Notre-Dame (à environ 10 kms de Fismes) et je cherchais du travail alors un jour j'ai pris le train jusqu'à Fismes. J'ai d'abord déposé ma candidature chez Teurquetil (fabricant de radiateurs électriques) et ensuite ici, à l'hôpital. Peut-être une semaine après, monsieur P. est venu chez moi en mobylette avec le fameux papier pour me dire que j'étais prise. J'étais comme Martine, j'avais eu un enfant de bonne heure et il fallait que je travaille pour l'élever.

*

Patricia R :

Je vais raconter comment je suis arrivée ici... En fait, je ne connaissais pas du tout le milieu hospitalier. Je ne le connaissais que par mes cousines, car les trois quarts des femmes de ma famille sont infirmières. Moi, j'étais clerc de notaire à Reims. Je m'intéressais beaucoup aux gens, à leur histoire de vie, mais je ne me voyais pas du tout faire des soins intimes, être dans le tactile et tout le reste. Et puis, suite à un accident de la vie, j'ai dû être hospitalisée un certain nombre de semaines. Là, j'ai fait la connaissance d'une sage-femme qui m'a vraiment prise en main, qui s'est bien occupée de moi et je me suis dit : « Pourquoi tu restes derrière un bureau alors que pour te sortir de ta situation, tu serais peut-être mieux à t'occuper des autres ? » Je n'avais aucun diplôme, mais j'ai quand même déposé un *Curriculum Vitae (C.V)* à l'hôpital de Fismes pour faire du secrétariat. Mon mari travaillait à Fismes, et comme on n'avait qu'une voiture, ça facilitait les choses. Je me suis présentée un vendredi. Le lundi matin, je recevais un courrier me disant de me présenter au bureau. Dans mon esprit, c'était pour du secrétariat. Mais en arrivant, on m'a fait visiter le service de l'ancienne Médecine qui faisait office de maternité dans le temps, avant de m'annoncer que j'allais y travailler en tant qu'A.S.H. ! Ça sentait l'urine, il y avait un W.C. pour seize lits. Bref, ça ne te donnait pas une bonne image de la gériatrie. Sur le coup, je me suis dit : « Tant pis, je n'y arriverai pas, ce n'est pas grave… » Après ça, je suis rentrée chez moi. Comme je n'avais pas le téléphone à cette époque, j'avais une réponse à donner à Daniel G. un homme qui habitait dans le même village que moi et qui travaillait à l'hôpital. C'était un peu l'homme à tout faire. Il faisait des commissions, il venait nous chercher chez nous si on n'avait pas de voiture. C'était vraiment une autre époque ! Je suis allée le voir et je lui ai dit : « Écoute, je vais essayer, mais seulement deux ou trois jours, et si dans deux ou trois jours ça ne va pas, j'arrête. » J'ai commencé le lendemain. Voilà, ça s'est passé comme ça.

On m'a simplement demandé si je me sentais capable de faire quelque chose. J'étais dépressive, donc c'était soit je ne faisais rien et je restais enfermée entre mes quatre murs, soit j'acceptais ce boulot en attendant qu'ils me proposent autre chose. En moi-même, je me disais qu'il était temps de tourner la page. C'est la sage-femme dont je parlais plus haut qui m'a vraiment donné le déclic. Je me suis dit : « Après tout, pourquoi pas aider les gens... »

*

Nicole :

J'ai commencé le 9 mars 1981. J'habitais dans l'Aisne. Je travaillais en ville, dans la restauration, mais j'en avais assez de ce métier. C'est grâce à Alain M. que je suis rentrée. Il m'a dit : « Tu sais, ils cherchent du monde à l'hôpital. Tu ferais bien d'aller voir. » Je connaissais l'hôpital, mais que de nom. Je n'osais pas y aller, j'avais vingt ans. Il a insisté et j'ai fini par céder. Un jour, je l'ai accompagné. J'ai passé un petit entretien avec Mme B (attachée d'administration). Elle m'a dit qu'ils avaient besoin de personnel avant de me proposer un essai en tant qu'A.S.H. Ils avaient besoin de bras, j'avais besoin de travail, quinze jours plus tard ils me rappelaient.

*

Jacqueline :

C'était en juillet 1979. Ça s'est fait simplement. Sachant que je cherchais du travail, mon frère, qui travaillait à l'hôpital, m'a dit un jour : « Va voir, ils embauchent pour les vacances. » Je l'ai écouté. Là-bas, on m'a juste dit : « Vous ferez le ménage. » J'ai accepté. Au début, c'était donc juste pour un remplacement et puis finalement, je suis restée.

*

Isabelle :

J'ai commencé en juillet 1983 et j'ai travaillé avec Jacqueline aussitôt ! Je venais de passer mon B.E.P. sanitaire et social, que je n'avais pas eu, j'ose le dire ! *(rires)*

J'avais quand même la possibilité de travailler à Soissons, au bloc opératoire, ou à Château-Thierry. Comme mon mari était dans la région, j'ai postulé ici (il habitait à Bazoches-sur-Vesles, à environ 5 kms de Fismes). J'ai été reçue par madame A. (chargée des ressources humaines), mais je n'ai pas passé d'entretien. À l'époque, c'était plus simple qu'aujourd'hui. On rentrait comme ça. Quelques jours plus tard, ils m'ont rappelée pour me dire que j'étais prise. J'ai fait fonction d'aide-soignante immédiatement. Au début, c'était pour un remplacement d'été. J'ai donc travaillé juillet, août, mi-septembre. Ils m'ont rappelée le 1er novembre et je ne suis plus jamais repartie.

*

Annick :

C'était en Juin 1976, du temps de monsieur H. J'avais dix-sept ans et demi, je sortais de l'école, je venais de passer mon C.A.P. d'employé de collectivité. Je suis venue m'inscrire avec ma maman, car je n'étais pas majeure. Monsieur H., le directeur de l'époque, m'a demandé pourquoi je voulais travailler ici, quels étaient mes diplômes, mes motivations, enfin plein de choses. On était tous les trois dans le bureau. J'avais une trouille phénoménale ! J'étais jeune encore... À la fin, il m'a dit : « Je ne pourrai pas vous prendre, je n'ai pas de place pour vous pour l'instant. » La semaine suivante, il me rappelait pour me dire que je commençais le 2 août. J'étais super contente, car j'avais vraiment envie de travailler ici. J'ai donc commencé le 2 août 1976 et je ne suis jamais repartie.

*

Elisabeth :

Je suis arrivée en 1978. J'aimais bien les personnes âgées alors j'ai tout naturellement fait ma demande ici. J'ai envoyé un courrier et le directeur, monsieur H., m'a convoquée pour un entretien. Je ne savais pas vraiment ce qui m'attendait, mais j'étais prête à découvrir.

*

Patricia B :

Je suis arrivée en janvier 1980. J'avais vingt-deux ans. Je suis venue sur les conseils de mon frère qui travaillait à l'hôpital et qui m'avait dit qu'ils cherchaient du personnel. Je suis venue avec ma sœur jumelle. On a été convoquées quelque temps plus tard pour passer un entretien avec monsieur M., le sous-directeur. J'avoue que je ne savais pas trop ce qui m'attendait, mais ça n'avait pas d'importance. J'étais ici pour travailler, voilà tout.

*

Martine Al :

Je suis ici depuis septembre 1976. Je travaillais chez Campa (anciennement Teurquetil) et puis un beau jour, j'en ai eu assez. J'ai posé ma mobylette devant la porte de l'hôpital et je suis allée me présenter. C'était un peu avant septembre 1976. J'en garde un souvenir assez vague. Le bâtiment de l'administration n'existait pas encore. Je me souviens seulement d'un bâtiment en préfabriqué à l'entrée. Il a dû être rasé aussitôt d'ailleurs. Je revois la scène... Micheline B. était en train de remettre du fioul ou du bois dans le poêle, quelqu'un m'a répondu : « On vous rappellera ! » Je suis repartie. J'ai attendu, j'ai même attendu un certain temps, mais rien ! Toujours pas de réponse. Alors un beau matin, j'en ai eu assez et j'y suis retournée. Le directeur était en train de dicter une lettre à Micheline. Par contre, cette fois-ci, je ne me souviens plus du préfabriqué. Je pense donc que c'était à l'administration... Je lui ai dit : « Alors, vous me prenez ou pas ?! » Il m'a fait entrer dans son bureau et quinze jours après, le temps de donner mon préavis, je commençais.

*

Martine A :

Je suis arrivée en 1983. J'avais vingt-sept, vingt-huit ans. Avant, je travaillais à l'usine de câblage de Villers-en-Prayères, mais ça ne me plaisait pas. C'était du travail à la chaîne. Ensuite, j'ai eu mon fils et j'ai arrêté de travailler pendant six ans. Et en 1983, aux mois de juillet-août, comme j'habitais Fismes et que je me voyais bien travailler avec des personnes âgées, je suis entrée à l'hôpital. J'ai d'abord travaillé un mois, ensuite je suis partie, puis revenue, puis repartie. Les allers-retours ont duré plusieurs années jusqu'à ce qu'ils finissent par me garder définitivement.

*

Béatrice :

Je suis arrivée en janvier 1986, suite à une mutation. Avant, je travaillais au Samu de Reims, en réanimation, en tant qu'aide-soignante. Je faisais un mois de jour et quinze jours de nuit. J'ai fait ma demande ici pour me rapprocher de mon domicile. J'ai travaillé directement de nuit. Je les ai faites pendant dix-neuf ans.

*

Jocelyne :

J'ai commencé le 4 juillet 1983 en tant qu'A.S.H., pour un remplacement de deux mois. Avant, je travaillais dans la culture. Je faisais la cueillette des pommes, mais comme c'était saisonnier et que j'avais besoin de travailler, j'ai fait ma demande ici. C'était une période où ils embauchaient beaucoup. Je me suis présentée directement. On m'a rappelée huit jours plus tard. C'est madame F. qui m'a fait visiter le service. J'étais contente.

Après ces deux mois d'été, je suis partie. Ils m'ont rappelée en janvier 1984 et là, ça a démarré. J'ai fait les nuits pendant un an.

Les attentes et les a priori…

Patricia R :

Etant jeune, je me disais : « Je ne travaillerai jamais ici ! C'est vieux et ça sent mauvais… ! » Ça sentait un mélange d'éther, d'eau de javel, de lavande et de renfermé. Pour moi, l'hôpital, c'était l'hospice. Voilà l'image que j'avais. Aujourd'hui encore, on ne te parle pas de l'hôpital de Fismes, mais de « l'hospice de Fismes », car avant, c'était géré par des bonnes sœurs. Je pense que c'était une gestion financière totalement différente. Elles recueillaient pas mal d'enfants handicapés mentaux ou déficients dont les familles ne pouvaient plus ou ne voulaient plus s'occuper. Si bien qu'il y avait des gens d'une trentaine d'années qui arrivaient ici et qui restaient jusqu'à leur mort. En fait, l'hospice accueillait les gens dont les familles ne voulaient plus ou qu'ils jugeaient un peu encombrants. Mon arrière-grand-mère est venue ici à l'âge de cent ans parce que ses enfants ne pouvaient plus s'occuper d'elle. C'est ce qu'il l'a fait mourir. C'est pour ça que je dis que le mot « hospice » n'est pas un joli mot…

Je ne me souviens pas de mes grands-parents maternels, mais je garde un souvenir précis de mes grands-parents paternels. C'étaient des gens très valides. Ils faisaient leurs dix kilomètres à pied par jour. Donc, dans mon esprit, la personne âgée était une personne valide. Pour moi, on mourait subitement, d'une crise cardiaque par exemple, mais pas de vieillesse.

*

Annick :

Dans mon cas, travailler à l'hôpital était un souhait. Déjà, j'étais de Fismes, donc je connaissais l'hôpital. Je connaissais aussi des gens qui y travaillaient. Et ensuite, je voulais travailler à l'hôpital parce que j'aimais bien les personnes âgées. Je les aime toujours d'ailleurs. Personnellement, c'est mon truc. J'avais des bons grands parents. J'adorais les voir, m'occuper d'eux. Je passais toutes mes vacances avec eux, car à l'époque, on ne partait pas en vacances comme maintenant.

*

Martine Al :

Je n'avais aucune idée de ce qu'on faisait à l'hôpital. Je savais seulement que j'aimais bien le contact, que j'aimais bien les personnes âgées, et surtout que j'en avais marre de l'usine ! Il se trouve que l'une de mes tantes travaillait ici et que de temps en temps, elle me parlait de son travail. Alors un jour, je me suis dit : « Ça a l'air pas mal, je vais essayer. » J'étais gamine, j'avais dix-huit ans. Dans mon esprit, les résidents étaient valides.

*

Martine A :

Avant de travailler ici, je me faisais une fausse idée des résidents. Je les imaginais comme les personnes âgées qu'on croise dans la rue, avec la tête qui penche un peu en avant et la canne à la main. J'avais surtout l'image de la voisine chez qui j'allais étant gamine. C'était une grand-mère adorable qui me faisait tout le temps des petits gâteaux. Je te prie de croire que j'ai vite déchanté en arrivant ici. Les grands-mères n'avaient rien à voir avec ce que j'imaginais ! (*rires)*

*

Pierrette :

Je ne connaissais pas vraiment les personnes âgées. Je venais de ma campagne, je ne sortais pas beaucoup. Du coup, le premier jour, j'ai vraiment été surprise. Je ne m'attendais pas du tout à ça. Je n'avais jamais vu autant de personnes âgées de ma vie ! J'ai pleuré toute la journée tellement ça m'a choqué.

*

Françoise :

Je ne connaissais pas l'hôpital et je ne savais pas du tout ce qui s'y passait, ni le travail qu'on y faisait. Mais quand tu as envie de travailler, tu ne te poses pas trente-six mille questions…

*

Jacqueline :

Je ne connaissais pas spécialement l'hôpital, mais comme ma grand-mère vivait chez nous et qu'elle était devenue grabataire, j'avais déjà un aperçu de ce qui m'attendait.

*

Isabelle :

Je ne connaissais pas du tout l'hôpital de Fismes. C'était un endroit parmi d'autres où j'avais postulé. Je n'avais donc aucun a priori. Par contre, je savais un peu à quoi m'attendre, car j'avais déjà fait des stages en gériatrie.

*

Béatrice :

Quand je suis arrivée ici, ça faisait quatre ans que j'étais aide-soignante diplômée. Mais comme je travaillais dans un service d'urgence, je ne peux pas dire que je connaissais la personne âgée. Je ne connaissais pas non plus le travail, car la gériatrie, c'est très différent de ce que je faisais. Il m'a donc fallu un temps d'adaptation. Je pense que pour bien travailler avec des personnes âgées, il faut les connaître, s'habituer à leur fonctionnement, connaître un peu leur histoire, ça demande du temps. Avant, je ne travaillais qu'avec des gens de passage. Il n'y avait pas de suivi, on ne faisait que l'urgence. Ce sont donc deux métiers complètement différents et c'est justement ce qui m'a plu en arrivant.

*

Jocelyne :

Je ne connaissais ni l'hôpital, ni le monde de la gériatrie. Tout ce que je peux dire, c'est qu'avant de travailler ici, je ne pensais pas trouver des gens dans une telle souffrance. Quand tu vois des gens manger leurs excréments, c'est impressionnant au début. Après, tu t'y fais, mais au début, ça fait bizarre…

*

Nicole :

À vingt ans, je ne m'imaginais pas la personne âgée. À part mes grands-parents, je n'en connaissais pas vraiment. Je ne savais pas non plus comment ça se passait dans l'établissement. Je ne savais pas qu'il fallait leur mettre des changes et les changer à longueur de journée. À vingt ans, tu n'imagines pas que les gens puissent perdre autant d'autonomie. Il faut reconnaître qu'au début, c'est impressionnant. Tu te dis : « Ouah, les vieilles peaux fripées ! » Les odeurs aussi…. Surtout qu'en Médecine, il y avait des chambres de quatre, cinq lits.

Les premiers pas

Martine M :

J'ai commencé à l'Hospice. Le premier jour, à peine arrivée dans le service, sœur T. m'a laissée dans une pièce de quatre lavabos et quatre W.C. et elle m'a amené cinq ou six personnes à laver et à mettre aux W.C. alors que je n'avais jamais rien fait de ma vie ! Je l'ai fait, mais l'après-midi j'en ai pleuré ! En repartant, je me suis demandée si j'allais revenir. Mais quand tu as besoin d'argent... Alors je suis revenue et pour finir, je suis restée. Mais j'ai eu de la chance, car on s'est soutenu mutuellement avec Françoise. C'est d'ailleurs comme ça qu'est née notre amitié.

Françoise :

Oui, on a tout de suite accroché toutes les deux. Pourtant, on ne se connaissait pas du tout avant. Moi, je suis rentrée huit jours après Martine, le 16 janvier.

Martine M :

Non, le 15....

Françoise :

Oui, le 15, le jour de mes vingt et un ans. C'est quelque chose ! Monsieur P., un résident de l'hôpital qui faisait les courses et plein d'autres choses pour l'hôpital, est venu sonner chez moi pour me dire que je travaillais le dimanche suivant. Il avait été envoyé par la direction. C'est Martine qui m'a accueillie.

Martine M :

Tu te rends compte, c'est moi qui lui ai montré le travail ! *(rires)*

Françoise :

On s'est retrouvé toutes les deux avec tous nos résidents entre les W.C. et les lavabos et on les a lavés les uns à la suite des autres.

Pierrette :

On est arrivé à je ne sais combien en même temps !

Françoise :

Oh oui, on était nombreuses !

Martine M :

Ils cherchaient du monde. Ils faisaient partir les sœurs petit à petit !

Françoise :

Moi, j'ai travaillé immédiatement. Mais j'ai tout de suite été frappée par l'odeur. Je trouvais que ça sentait mauvais.

Martine M :

Oh oui, quelle odeur désagréable ! À l'Hospice, il y avait des grands dortoirs. Et bien sûr, à l'époque, il n'y avait pas de protections. Au petit matin, l'odeur était insupportable. Tu n'avais qu'une envie : repartir illico !

Pierrette :

Et puis comme c'était du plancher, quand les gens faisaient pipi par terre, l'odeur restait imprégnée…

Moi, j'ai commencé en Maison de Retraite. À l'époque, on commençait tout de suite et sans personne pour nous aider. Ça m'a fait drôle au début. Je venais de ma campagne et comme je l'ai dit tout à l'heure, je n'avais jamais vu autant de vieux ! Ils me faisaient peur. Pour commencer, on m'a envoyé faire le ménage dans une chambre. Manque de chance, il y avait un dentier qui trainait sur le lavabo. J'ai fait un bond de deux mètres ! Je n'avais jamais vu ça de ma vie ! Après, je n'osais même plus rentrer dans le cabinet de toilette. Vraiment, ce premier jour, je ne suis pas prête de l'oublier. Ce n'est pas compliqué, j'ai pleuré toute la journée ! En moi-même, je me disais : « Je ne ferai pas dix ans là-dedans, ce n'est pas possible ! » Et puis une fois chez moi, je me suis calmée et je me suis dit : « Accroche-toi, tu as ton gamin, il faut que tu travailles. » Alors le lendemain, je suis revenue. Pareil le surlendemain et ainsi de suite. Et comme tout le monde, j'ai fini par m'habituer et je suis même restée. En tout cas, dans le temps, tu arrivais, tu te débrouillais et personne ne t'aidait !

Martine M :

Ça oui ! Tu arrivais et tu travaillais tout de suite ! Moi, heureusement que Françoise m'a soutenue, car sans elle, je serais certainement partie. Moi aussi j'avais peur des personnes âgées au début. J'avais peur de toucher leur peau. Françoise, non, elle n'avait pas peur.

Françoise :

Je lui disais : « Reste… »

Martine M :

En plus, je le dis franchement, ça ne me plaisait pas du tout, mais alors pas du tout ! Je trouvais que c'était un métier ingrat. Le ménage ne me faisait pas peur, mais le reste ne me plaisait pas. Moi, honnêtement, au début, je suis restée ici non pas par choix, mais par obligation.

Pierrette :

Au départ, moi aussi. Je n'étais pas contente du tout. Le travail ne me plaisait pas et en plus on me commandait, ce que je n'appréciais pas. Etre commandé par une aide-soignante, passe encore. Mais là, il y avait même des résidents qui me commandaient ! J'avais vraiment l'impression d'être leur bonniche.

Martine M :

Moi, je n'avais pas trop le choix. C'était soit ça, soit aller à Reims. Mais Reims, c'était compliqué. Et puis quand tu as la chance d'avoir un travail, tu es déjà bien contente, alors tu essaies de le garder. Par la suite, j'ai évolué. Je me suis habituée et j'ai appris à aimer mon travail. Je pense que madame L., la cadre de santé de l'époque, y est pour beaucoup. C'était une femme qui te valorisait, donc qui te faisait aimer le métier. Je me souviens encore de ce jour où, ayant appris que j'envisageais de partir, elle m'a dit : « Mais si, restez ! Vous allez voir Martine, vous êtes faite pour ce métier. Croyez-moi, vous êtes faite pour ce métier ! » Elle me conseillait d'attendre, elle me disait que les choses allaient évoluer dans le bon sens.

Pierrette :

Oui, elle était encourageante et toujours très positive.

Martine M :

Et elle avait raison. Aujourd'hui, j'aime mon métier, j'aime ce que je fais et j'en suis fière.

Françoise :

Moi, je me suis sentie bien dès le début.

Martine M :

Françoise est complètement différente de moi. C'est une fille qui s'adapte facilement et qui s'entend bien avec tout le monde. Rien ne la dérange.

Françoise :

Oui, alors que toi, tu ne pouvais pas faire certaines choses, comme les crachoirs par exemple… C'est comme ça.

Martine M :

Et puis après, on s'est retrouvé toutes les deux. Moi, elle m'a quand même aidé Françoise…

Françoise :

Au fait, j'allais oublier, j'ai démissionné aussi ! C'est arrivé pendant ma première année. J'avais fait une demande de vacances pour le mois d'août, mais elle m'avait été refusée. Je n'ai pas cherché à comprendre, j'ai démissionné. Voyant ça, monsieur H., le directeur de l'époque, m'a fait appeler. Il m'a dit : « On ne pourra peut-être pas vous reprendre… » J'ai répondu : « Tant pis, je m'inscrirai au chômage. » J'ai pris mon mois de vacances en août, et en septembre-octobre, il m'a rappelée. Mais il m'a prévenu : « Madame A, je vous reprends parce que vous êtes un bon élément, mais je vous préviens, ne re-démissionnez pas, car le prochain coup, c'est la porte ! » J'ai eu du bol ! Tu ne pourrais plus faire ça maintenant...

*

Patricia R :

J'ai commencé le 1er mars 1981 avec Françoise. On était à la Médecine, c'était un service de seize lits. J'ai commencé le matin à huit heures. La veille, on m'avait quand même présenté les différents horaires et on m'avait dit : « Tu ne feras pas le matin toute seule pour l'instant. »

On était onze nouvelles ce jour-là ! Le bâtiment Gilbert Cesbron venait de s'ouvrir. Dans les onze nouvelles, tu en avais une qui tenait une agence matrimoniale, quelques autres qui étaient serveuses et beaucoup qui travaillaient à l'usine. Mais il n'y avait aucune aide-soignante. On ne savait pas trop ce qui nous attendait. En fait, ils nous ont dispatchées. J'étais la seule à aller en Médecine. Je connaissais un peu ce service, en tout cas les locaux, car c'était l'ancienne maternité où ma maman avait accouché de mon dernier petit frère en 1972. Tu avais la Sainte Vierge et des crucifix un peu partout.

Ma surveillante s'appelait madame P. Elle m'a dit : « Voilà le service dans lequel vous allez travailler. » Ensuite, elle m'a présentée à Françoise. Je me souviens encore de ces premiers mots : « Je me présente, madame A. J'ai tel âge, tu vas bosser avec moi. » Je n'ai pas posé de questions, je me suis laissée porter. Avec Françoise, ça a collé tout de suite, dès que je l'ai vue. Ensuite, Françoise m'a dit quoi faire. Elle m'a carrément prise en charge ! *(rires)* Il y avait Sylvie, Viviane et madame B. avec nous.

Au début, j'ai quand même pris énormément sur moi. Je me souviens que le troisième jour, j'ai dit aux filles : « Écoutez, je ne pourrai pas revenir. » Françoise m'a demandé pourquoi. Je lui ai dit que je ne me sentais pas capable physiquement de continuer. Pas psychologiquement, mais physiquement. On n'avait pas de lèves-malades, on n'avait aucun matériel ! Je lui ai expliqué : « Je n'ai pas la moelle pour faire ça. Je ne peux pas porter. Physiquement, c'est trop dur ! » Françoise m'a répondu : « Écoute Patricia, tu ne vas pas nous embêter. Tu reviens, tu fais huit jours, et tu verras après ! »

Et au bout de huit jours, elle m'a dit : « Bon, et bien maintenant tu restes. » Et je suis restée. En fait, je me sentais bien avec toutes ces filles. Avec Françoise, on parlait beaucoup. On parlait de tout et de rien, mais on parlait, et ça me plaisait. Françoise était déjà une très belle femme, elle avait le même âge que moi, elle avait vécu à Reims, elle connaissait le lycée où j'étais allée, elle avait déjà une fille de sept ans, donc elle connaissait la vie. Parfois, après le travail, on traînait en voiture, on allait boire le café chez elle, et de fil en aiguille, tout ça, ça m'a donné envie de rester. En fin de compte, c'est grâce à l'affectif, à la bonne entente, parce que j'étais bien et parce que je me sentais bien, que je suis restée. Les filles ont continué à me secouer et au bout d'un certain temps, je me suis remplumée.

*

Nicole :

J'ai commencé le 9 mars 1981. Ce jour-là, on était onze nouvelles ! Je me souviens qu'on était convoqué au bureau de madame B. à neuf heures précises. Après, on est descendu en lingerie chercher nos vêtements. Madame B. m'avait expliqué en quoi consistait le travail, globalement. Elle m'avait dit : « C'est le ménage et le service des repas. » Je n'en savais pas plus, mais cela ne me dérangeait pas. En moi-même, je me disais : « Je fais un mois et si ça ne va pas, je m'en vais. » Je voulais surtout changer de métier et j'avais besoin de travailler. J'en avais marre des horaires. Remarque, j'ai quitté un travail où je travaillais tous les week-ends pour travailler un week-end sur deux ! J'ai commencé à travailler à l'âge de dix-sept ans, j'en ai cinquante-deux, et j'ai toujours travaillé les week-ends !

J'ai commencé en Maison de Retraite, au premier étage. Les filles m'ont fait visiter, elles m'ont également présentée au personnel et aux résidents. Ensuite, j'ai suivi une aide-soignante, Jacqueline, qui m'a dit : « Voilà, tu prends un chariot et on fait les sanitaires, les chambres, etc. » Après, c'était parti. J'ai tout de suite été mise dans le bain !

*

Isabelle :

J'avais fait des stages avec des personnes âgées, ce n'était donc pas une découverte. Et puis, c'est ce que je voulais faire, donc je n'ai pas eu d'appréhension.

Je me souviens bien de mon premier jour... J'étais au deuxième étage, avec toi, Jacqueline, et Pierrette. Les filles m'ont montré le travail. On ne m'a pas posé de question, on ne m'a rien demandé et ça s'est bien passé. Je me souviens très précisément des résidents. Ce sont des personnes qui m'ont marquée. Je serais même capable de donner leur nom et de les décrire.

Jacqueline :

Moi, le premier jour, je suis arrivée dans le service et on m'a simplement dit : « Vous allez-là et vous faites-ça ! » Ce sont les filles du service qui m'ont montré le travail. Ça a dû aller, car je n'ai aucun souvenir de cette première journée ! *(rires)* J'étais dans l'espèce de dortoir, en Médecine. Ça sentait l'urine à cause du plancher par terre... Maintenant que j'y repense, c'est vrai que c'était désagréable de travailler dans toutes ces odeurs.

*

Annick :

J'ai commencé en Médecine, au F, ce qu'on appelait l'Annexe. Il n'y avait que des personnes âgées, mais elles étaient nettement plus valides que maintenant. Je suis rentrée en tant qu'A.S.H. On ne m'avait pas dit exactement ce que j'allais faire. Je savais qu'il y avait des toilettes, du ménage, mais j'avoue que je ne m'attendais absolument pas à ce qui m'est arrivé. Les résidents, je les voyais un peu comme mes grands-parents, donc plutôt en bonne forme. Mais le premier jour, j'ai vu la différence ! Quand tu rentrais, il faut être honnête, ça sentait déjà mauvais. Au F, c'étaient des dortoirs. Entre les chaises percées, les urinoirs, les bassins, forcément, ça ne pouvait pas sentir la rose.

J'ai commencé avec Dominique et Jocelyne, qui sont malheureusement décédées maintenant. Pourtant, elles étaient jeunes… On était toutes les trois A.S.H. J'ai commencé par la toilette d'une grand-mère, le premier jour ! Je me souviens bien d'elle. Quand tu es toute jeune et qu'on te dit de faire la petite toilette d'une personne, je te jure que tu balises ! Surtout qu'on ne t'expliquait pas comment faire ! Je ne savais rien, j'avais dix-sept ans et demi, et on m'a laissé me débrouiller toute seule !

Du coup, j'ai fait une toilette comme je me la fais à moi-même. On n'avait pas grand-chose à l'époque : un gant, une serviette et un morceau de savon. Pour ne rien arranger, la dame ne m'aidait pas du tout. Elle tenait sa petite robe à deux mains. C'est drôle parce que je la revois comme si c'était hier... J'ai mis un temps fou à lui faire sa toilette, car il a d'abord fallu la rassurer pour qu'elle accepte de se déshabiller. En plus, personne n'est venu m'aider. Chaque fille faisait son petit truc dans son coin. On peut dire que tu étais vraiment jetée dans le grand bain à l'époque !

*

Elisabeth :

J'ai commencé le premier août 1978, au bâtiment F, le bâtiment des femmes. J'avais vingt ans. Déjà, quand je suis arrivée et que j'ai vu tous les gens alignés dans des dortoirs, ça m'a fait un drôle d'effet. Je pensais que chaque résident avait sa chambre. Et puis, ça faisait vieux ! Il y avait des barrières en bois aux lits. Et je ne parle pas des odeurs ! Il y avait un seul W.C. pour je ne sais combien de résidents. Ils utilisaient encore des chaises percées, tu te rends compte ! La première heure, on t'expliquait un peu ce qu'il fallait faire et après tu attaquais. À l'époque, tu n'avais pas de tâches définies. Tu étais dans le ménage, dans les toilettes, etc. Pour ma première journée, je trouve que j'ai été bien entourée. J'ai commencé avec des dames qui sont ici en tant que résidentes maintenant. Ça fait bizarre de se dire qu'on fait toute sa carrière ici et qu'ensuite, on y revient pour y finir ses jours…

Patricia B :

Il y a ceux qui sont nés ici, qui ont travaillé ici, et qui finissent leurs jours ici... Ma première journée s'est passée d'une manière plutôt originale. J'ai passé mon entretien d'embauche en même temps que ma sœur jumelle, Jacqueline, mais elle a été embauchée avant moi. Elle travaillait à la Conciergerie à l'époque. Un jour, elle s'est blessée au genou. Comme elle ne pouvait pas se déplacer, je suis venue travailler à sa place, sans rien dire à personne bien sûr. J'ai fait ma journée et je suis rentrée chez moi. Personne n'en a rien su et ce n'est que plus tard, le 1er janvier 1980, que j'ai été embauchée. J'avais vingt-deux ans. J'ai commencé au bâtiment A2. J'y suis restée deux mois et ensuite, je suis allée à Gilbert Cesbron, dans le service où j'ai toujours travaillé jusqu'à ce que le nouveau bâtiment ouvre, il y a peu. Je n'ai plus vraiment de souvenir de mes premières journées. Je me souviens seulement d'une escarre énorme. D'ailleurs, je n'en ai plus jamais revu d'aussi grosse par la suite. La grand-mère n'avait plus de dos ! Je te promets que tu pouvais mettre ton poing dedans ! C'était horrible. On n'y touchait pas. On se contentait de tourner la grand-mère ou de la tenir pour que les infirmières puissent faire les soins.

Elisabeth :

Quand tu as vingt ans et que tu découvres le corps d'une personne âgée, c'est vrai que ça surprend au début. La peau fripée, qui tombe, ça fait drôle. Je trouvais ça bizarre. Et puis les morts aussi…

*

Martine Al :

Quand j'ai commencé, je croyais que j'allais devenir infirmière, que j'allais faire des piqûres. J'étais gamine, j'avais dix-huit ans. Mais le directeur m'a tout de suite ramenée à la réalité. Il m'a dit : « Non, vous n'allez pas faire de piqûres, vous allez faire du ménage ! » J'ai commencé en Maison de Retraite où le pavillon venait de se construire. À peine arrivée dans le service, une fille m'a dit : « Tiens, les balais sont-là. Je suis côté un lit et toi, du côté deux lits. » En moi-même, je me suis dit : « Mince alors, tu parles d'un accueil ! »

Malgré tout, je n'ai pas regretté d'être venue travailler ici. J'étais même contente. Déjà, parce que j'en avais plus que marre de travailler à l'usine, d'être dans le bruit toute la journée, et ensuite parce que j'aimais bien le contact.

*

Martine A :

Je me souviens qu'au début, les grand-mères venaient me tirer les cheveux quand je nettoyais les pieds de chaise ! Moi qui n'étais pas préparée à ça, j'en rêvais la nuit ! Et puis le fait de les entendre crier, de les voir dans cet état, ça me perturbait... En moi-même, je me disais : « Je ne vais pas rester là, je vais retourner à l'usine. » Heureusement, je n'ai fait qu'un mois. Il s'est passé un peu de temps avant que je revienne. Et puis petit à petit, je me suis habituée.

*

Béatrice :

Ma première journée ou plutôt ma première nuit, je suis obligée de m'en souvenir, car c'était un 31 décembre ! J'ai travaillé à Noël au Samu et le Nouvel An à Fismes ! J'étais avec une autre fille. Ça s'est bien passé. Le travail consistait surtout à faire les changes et répondre aux appels des résidents.

*

Jocelyne :

Je ne me souviens plus de ma première journée ! *(rires)* Je me souviens juste que c'était au deuxième étage de l'U.L.S. J'ai été reçue par madame F., la cadre de santé. Il fallait donner les petits déjeuners le matin, faire le ménage. Bref, la routine. Par contre, je ne pensais pas que c'était aussi difficile. Quand une nouvelle arrivait, on lui collait le plus dur à faire ! Au niveau du ménage par exemple, on te donnait le côté à deux lits pendant que l'autre A.S.H. faisait le côté à un lit. Et puis en ce temps-là, tu n'avais pas le droit à l'erreur. Le problème, c'est que quand tu es toute jeune, toute nouvelle, tu ne connais pas le métier et évidemment tu ne connais pas encore les gens. Au niveau du travail, j'étais un peu perdue. Une fois, j'ai oublié de ramasser un couteau. Je me suis fait disputer mais alors, terrible ! J'en ai pleuré d'ailleurs. J'étais jeune…

Je n'ai jamais pensé à démissionner. Mais j'ai vu des filles venir pour un remplacement et repartir l'après-midi même. On ne les a plus jamais revues !

Les religieuses

Martine M :

Au début, on travaillait avec des bonnes sœurs. Enfin, dans leur cas, je ne sais pas si le mot « bonne » convient… Elles te faisaient faire tout le travail pendant qu'elles, elles se la coulaient douce !

Françoise :

Elles distribuaient les médicaments. Elles ne faisaient que ça !

Pierrette :

Elles étaient encore quelques-unes. Il y avait notre-mère, et quatre sœurs.

Françoise :

Notre-mère était ici, mais elle ne commandait plus. C'était monsieur H. le directeur. Il y avait deux sœurs infirmières et deux sœurs aides-soignantes.

Pierrette :

Avant l'arrivée du directeur, c'étaient les soeurs qui commandaient. Mais petit à petit, monsieur H. a réussi à se débarrasser d'elles. Il n'en voulait plus.

Martine M :

Les soeurs logeaient dans le bâtiment où se trouve l'administration maintenant.

Françoise :

Elles couchaient-là, c'était la communauté. Notre-mère, c'était la chef. On ne connaissait pas son nom, il fallait l'appeler comme ça. On devait dire : « Bonjour notre mère ! » Oh, là, là ! *(rires)*

Martine M :

Pour moi qui ne suis pas croyante du tout, devoir dire « ma sœur » ou « notre-mère » à quelqu'un, ce n'était pas évident. Mais on n'avait pas le choix. Et puis il y avait la sœur alsacienne, sœur M-O.

Françoise :

Elle avait un accent alsacien à couper au couteau ! C'était elle la chef de la Médecine. Et sœur T…

Pierrette :

Un vrai canasson celle-là ! Elle mangeait du pain pendant qu'elle faisait les toilettes : un bout de pain dans une main, le gant de toilette dans l'autre, imagine le tableau ! *(rires)*

Françoise :

Et attention, les hommes la craignaient ! Ils avaient intérêt à filer droit sinon elle les engueulait !

Martine M :

Et quand les familles donnaient la pièce, parce que ça arrivait souvent dans le temps, elle avait vite fait de tout fourrer dans son grand tablier. Après, elle courait se planquer et toi, tu n'en voyais jamais la couleur ! Elle gardait tout pour elle et il fallait en plus qu'on dise merci aux familles !

Pierrette :

C'est vrai, ça. Quand les familles donnaient quelque chose, la sœur mettait tout dans sa poche, et nous, on ne voyait jamais rien !

Françoise :

Quand sœur F. était de repos et qu'un résident était sur le point de mourir, elle rappliquait illico ! Mais seulement si la famille avait les moyens. Elle faisait exprès de s'enfermer dans la chambre du mourant de façon à être vue par la famille et récupérer un peu d'argent. Sitôt la famille partie, elle filochait dans ses appartements et toi, tu n'en voyais pas la couleur. Rien du tout !

Martine M :

Moi, je n'ai jamais été autant écoeurée que du temps des sœurs. Même au niveau des soins. On voyait d'énormes escarres…

Françoise :

Moi, c'est pareil. Elles m'ont écoeuré, é-coeu-ré ! Elles ne s'occupaient que des malades qui avaient de l'argent ! Le pauvre vieux qui n'avait rien, elles n'en avaient rien à faire. Par contre, si la famille avait de l'argent, elles étaient aux petits soins pour lui. Je le dis franchement, les bonnes sœurs m'ont dégoûtée !

Martine M :

Et la soeur T… Elle était terrible la sœur T. ! Alors elle, c'était le pompon ! Franchement, elles n'avaient pas la vocation ces femmes-là ! Elles n'étaient pas faites pour s'occuper de personnes âgées. C'est vrai ce que dit Françoise. Les résidents qui n'avaient pas de famille étaient moins considérés que les autres. Ceux-là, tout le monde était aux petits soins pour eux. Alors que les autres, on s'en préoccupait moins. Mais ça, nous, on ne l'a jamais accepté.

Comme on l'a dit, au départ, il n'y avait que des bonnes sœurs. Mais après, madame L. est arrivée. C'était une surveillante. Alors elle, elle a tout révolutionné là-dedans ! Mais en bien par contre. Ah oui, madame L., j'en garde un bon souvenir…

Pierrette :

Elle avait une énergie formidable !

Martine M :

Elle disait stop aux sœurs, stop à leurs privilèges, stop à leur façon de se comporter avec nous et surtout, stop à leur négligence envers les personnes âgées !

Françoise :

C'est elle qui a fait retirer toutes les croix.

Martine M :

C'est vrai. Un jour, elle m'a demandé de retirer toutes les croix qui étaient accrochées aux murs. Mais j'ai refusé, par respect pour les sœurs et bien que je ne sois pas croyante. Elle a donc demandé à Françoise, et Françoise l'a fait.

Françoise :

Oui, pourtant je suis catholique, mais bon... Elle m'a simplement dit : « Vous demanderez aux résidents. »

Martine M :

Madame L. était une cadre très juste, en tout cas de mon point de vue. Elle savait dire merci et reconnaître la valeur de notre travail.

Martine et Pierrette :

C'est vrai !

Pierrette :

C'était notre première cadre, je crois ? C'était une femme vraiment énergique, qui disait ce qu'elle pensait. Moi aussi je la trouvais bien. Par contre, si tu n'avais pas fait ton travail, elle t'engueulait carrément.

Françoise :

Oui, elle ne se gênait pas. Par contre, elle te félicitait si le service était propre.

Martine M :

Pour finir, il faut quand même ajouter qu'on a longtemps vécu sous la loi du silence. Mais aussi sous la loi du plus fort, sous la pression des responsables. Si on constatait des agissements inadmissibles, comme un vol ou un mauvais comportement par exemple, de la part d'un agent plus gradé que nous, il fallait surtout ne rien dire. On ne nous écoutait pas. Pendant longtemps, ça a fonctionné comme ça. C'est aussi un peu pour ça qu'aujourd'hui on nous reproche de ne pas nous laisser faire ! Il faut bien comprendre qu'on nous a demandé de nous taire pendant trop longtemps et que du coup, maintenant, on ne le supporte plus. On démarre au quart de tour. Parce qu'en trente-cinq ans de fonction, on en a vu et entendu des choses ! Mais dès l'instant que ça concernait une cadre, un chef ou une infirmière, il fallait se taire. Ça ne devait pas remonter à la direction. C'était un peu le pot de terre contre le pot de fer.

*

Patricia R :

Je me souviens seulement de deux sœurs, dont une avec qui j'ai un peu travaillé. Elles faisaient partie de la Communauté. Elles habitaient là où il y a les bureaux maintenant. Il y en a aussi qui enseignaient à l'école Sainte Chrétienne.

Les soeurs faisaient office d'aides-soignantes. Elles portaient des blouses, car quelque temps avant, le directeur de l'époque, monsieur H., avait interdit les symboles religieux. L'hôpital était appelé à recevoir toutes sortes de patients, donc par respect pour eux, il fallait éviter les symboles religieux trop visibles. C'est suite à cela qu'on a enlevé la statue de la Vierge Marie qui trônait dans le service. Elle était assez haute, assez spectaculaire. Elle a dû partir à l'école Ste Chrétienne ou dans la chapelle, je ne sais plus ?

*

Jacqueline :

Avec les sœurs, ça allait, sans plus. Personnellement, je ne me mêlais pas de leurs affaires. Elles ne m'ont pas laissé de mauvais souvenirs, c'est donc que ça allait.

*

Martine Al :

Je les connaissais, mais comme je ne travaillais pas de leur côté, je n'avais pas affaire à elles. Il n'y avait qu'une soeur en Maison de Retraite. Elle était comme nous. Il y en a une autre que j'aimais bien. On se parlait quand on se croisait, mais ça n'allait pas plus loin. Par contre, il faut reconnaître qu'il y avait des passe-droits pour certains résidents. Certains étaient mieux vus que d'autres. C'était comme ça dans le temps. Il y avait du favoritisme. Moi, je ne l'ai jamais accepté. Pour moi, tout le monde est pareil ici. Je ne fais pas de différence.

*

Nicole :

Quand je suis arrivée, il y avait encore une ou deux sœurs qui faisaient les fonctions d'aide-soignante. J'ai travaillé longtemps avec l'une d'elles. Pour moi, c'était juste une collègue.

Le métier d'agent des services hospitaliers (A.S.H.)

Françoise :

On n'avait pas de tâches attitrées, on faisait tout. Parfois, on n'était que deux A.S.H. dans le service, il n'y avait pas d'aides-soignantes.

Pierrette :

C'est vrai. Que ce soit à l'Hospice ou à la Conciergerie, on faisait tout ! Les toilettes des pensionnaires, le lavage des pistolets, le linge, le ménage, le nettoyage de la chapelle, le grand couloir…

Françoise :

On faisait les carreaux aussi. Et on repassait même le linge des sœurs !

Martine M :

Ah, ne m'en parle pas ! Tu sais ce que je faisais ? Les bonnes sœurs portaient des grandes culottes en coton. Et bien, je faisais exprès de passer le fer bien chaud sur l'élastique en tirant fort de chaque côté pour le détendre le plus possible ! *(rires)*

Françoise :

Elle avait déjà le vice dans la peau ! *(rires)*

Martine M :

Et puis un jour, je suis allée voir la surveillante en chef et je lui ai dit : « Madame L., ce n'est quand même pas normal qu'on repasse le linge des sœurs ! Même leurs culottes ! Enfin, quand même ! » Vu qu'elle ne les portait pas spécialement dans son coeur, elle a vite réglé le problème.

Françoise :

Oui, on n'a pas repassé longtemps… Il faut reconnaître que ce n'était pas normal.

Martine M :

Il y avait une différence entre l'Hospice et la Maison de Retraite. Les personnes âgées étaient différentes.

Pierrette :

Ce n'était pas le même niveau social non plus... Et puis à ce moment-là, en Maison de Retraite, les résidents n'étaient pas les mêmes que maintenant. Bien souvent, les grands-mères faisaient elles-mêmes le ménage dans leur chambre. Les hommes aussi étaient valides. Par contre, ils surveillaient ce que tu faisais. Tu n'avais pas intérêt à mal faire, sinon tu te faisais engueuler ! Franchement, ce n'était pas facile en Maison de Retraite.

Martine M :

Il y avait les hommes d'un côté, et les femmes de l'autre. Il y avait trois services et la Conciergerie à l'entrée de l'hôpital.

Pierrette :

Oui, d'ailleurs, après la Maison de Retraite, je me suis retrouvée à la Conciergerie. C'était une petite maison avec une entrée, des W.C. une salle à manger qui servait de cuisine, avec un évier dans le style 1900 et des bassines pour faire la vaisselle. Il y avait deux chambres aussi, une grande et une plus petite. En haut, on arrivait sur une autre petite chambre et à côté, c'était le dortoir. Il y avait quinze pensionnaires et sur ces quinze pensionnaires, quinze bonshommes ! Tous valides. Pour la plupart, c'étaient des garçons de ferme. Ils n'étaient pas capables de vivre seuls, mais ils n'étaient pas encore en âge d'aller en maison de retraite. Ils faisaient les quatre cents coups là-dedans. Ils se saoulaient, ils se bagarraient ! Je faisais tout là-bas ! Le dimanche, je repassais même leur linge !

Martine M :

Moi, je ne voulais pas y aller. Ils me faisaient peur. Quand Pierrette était en repos et qu'il fallait la remplacer, je n'étais pas bien. Il y en avait un qui portait une jambe de bois. Quand il était en colère, il l'enlevait et il nous menaçait avec ! Françoise y est allée, mais pas moi. Il n'y avait qu'une fille qu'ils respectaient et qu'ils écoutaient, c'était Pierrette. Pourtant c'était une gamine...

Pierrette :

C'est vrai, je n'avais pas trop de difficultés avec eux… À part une fois où j'ai eu la trouille de ma vie ! C'était avec monsieur M. Il se coupait tout le temps les ongles de pied avec son couteau et il mettait du sang partout dans les W.C. Je lui disais de faire attention, mais il n'en faisait qu'à sa tête. Une fois, pendant qu'il était occupé à ça, j'ai eu la mauvaise idée de vider sa table de nuit. Il y avait un tas de trucs qui pourrissaient dedans. Quand il a vu ça, il s'est mis dans une colère noire. Il a brandi son couteau et il s'est mis à courir vers moi. J'ai eu tellement la trouille que j'ai foncé vers la porte et que je suis allée me réfugier chez le directeur, monsieur H. Heureusement, il a réussi à le calmer avec l'aide du sous-directeur. De mon côté, j'ai attendu un peu avant d'y retourner. Il ne m'a rien dit, mais je vous garantis que je n'en menais pas large. Surtout qu'à la Conciergerie, j'étais vraiment toute seule.

*

Patricia R :

J'ai commencé en tant qu'A.S.H. À l'époque d'ailleurs, je ne disais pas A.S.H., mais femme de ménage. J'ai toujours appelé un chat un chat ! J'ai fait fonction d'aide-soignante pendant dix ans et je n'ai jamais dit que j'étais aide-soignante. Je m'en moquais ! Pour moi, A.S.H, c'est femme de ménage, c'est pareil. De toute façon, à l'époque, on n'en avait rien à faire. On ne disait pas : « Celle-ci est infirmière, celle-ci est A.S.H., celle-ci est aide-soignante. » Et les gens ne te disaient pas : « Je veux voir l'infirmière ou je veux voir l'aide-soignante ! » Tu étais là, on te posait la question, si tu savais répondre tant mieux, sinon ils avaient la réponse le lendemain ! Dans le temps, on avait une aide-soignante qui était un peu la référence, car elle avait accouché beaucoup de femmes. Donc les gens allaient plutôt la voir, elle.

Pour en revenir au travail, quand j'ai débuté, en 1981 donc, le matin, on faisait du ménage et s'il fallait faire des toilettes, on faisait des toilettes. On avait seize personnes à laver et on était généralement quatre filles. Il n'y avait pas beaucoup d'infirmières, alors les aides-soignantes faisaient plutôt des soins infirmiers. Du coup, nous, on faisait le travail des aides-soignantes. Tout était décalé parce qu'en fait, l'infirmière faisait le boulot d'une cadre. Ce n'était pas structuré comme maintenant…

Une fois les toilettes terminées, tu faisais le ménage. Il y avait aussi les urinaux (les pistolets) et les chaises percées à vider. Après, pour les filles qui restaient pendant midi, c'était la préparation du repas et le change de 16 heures. Et pour celles qui revenaient l'après-midi, du ménage jusqu'à 19 heures : les chambres, les couloirs jusqu'à l'entrée des bureaux, la chapelle, les carreaux. Généralement, on se référait à Françoise, car c'était la plus ancienne du service. Si Françoise décidait de faire les carreaux, on faisait les carreaux. Si Françoise décidait de lessiver les murs, on lessivait les murs. Et il fallait voir la hauteur des murs ! On montait à l'escabeau, on lessivait les plafonds, on faisait tout ! Pour tout matériel, on avait : un seau en plastique, un balai coco, des serpillières grises, une paire de gants Mappa et un bidon d'eau de Javel. On ne lavait qu'à l'eau de javel. Je me souviens encore du carrelage… Il était gris, jaune, marron, comme dans les vieilles maisons.

On avait peur parce qu'on avait une surveillante sévère. Avec elle, attention ! Elle s'appelait madame F. Quand le ménage était fini, elle passait derrière pour voir si le travail était bien fait. Elle passait même son doigt sur les plinthes. Et si elle avait le malheur de trouver un peu de poussière, je ne te dis pas ! De toute façon, ce n'est pas compliqué, après ta journée, tu sortais d'ici complètement rincée. Parce que ton ménage, tu le faisais à quatre pattes tellement tu voulais bien faire !

La surveillante s'occupait des commandes de produit, elle faisait le lien avec les médecins. Elle s'occupait aussi de la pharmacie, car il n'y avait pas encore de pharmacien. Pour les médicaments, chaque service avait une armoire à pharmacie et c'étaient les anciennes aides-soignantes qui les préparaient. Dans ces années-là, on ne s'embêtait pas avec tout un tas de feuilles et tout un tas de paperasse.

Pour finir, j'ajoute que dans les années 1980, il n'y avait qu'un ascenseur dans tout l'établissement, côté Maison de Retraite. Ça rajoutait une grosse difficulté à notre travail. Le service dit Annexe était accessible par un escalier en bois. Il fallait tout porter à bout de bras, que ce soit les repas, le matériel, le linge, mais aussi les corps des défunts qu'il fallait descendre sur des brancards. C'était vraiment une autre époque…

*

Annick :

En 1976, 1977, en tant qu'A.S.H., tu faisais vraiment tout. Tu faisais les toilettes, les lits, le ménage, la vaisselle, tu allais chercher les chariots, tu nettoyais la chapelle et tu nettoyais même les parquets à quatre pattes avec la brosse en paille de fer ! Et tu avais intérêt à frotter dans le sens du bois ! Il y avait la passerelle à faire aussi, avec ses carreaux qui montaient très haut. Et en plus de tout ça, tu faisais même le repassage ! Il fallait repasser tous les draps et même les blouses des docteurs

En Médecine, où j'ai travaillé trois ou quatre ans après mon embauche, il n'y avait pas de différence entre les A.S.H. et les aides-soignantes. C'était plutôt un travail d'équipe. On suivait les aides-soignantes et on les aidait. On n'avait pas de missions précises. On te disait de faire quelque chose, tu le faisais, un point c'est tout. De notre côté, on ne se demandait pas si ça faisait partie de nos compétences, de nos missions ou que sais-je encore. Si on te disait : « Tiens, tu vas faire une petite injection », tu la faisais. C'étaient les anciennes aides-soignantes qui nous montraient. On ne faisait pas les intraveineuses, mais les petites injections (sous-cutanées par exemple). On faisait aussi les pansements et on donnait les médicaments. Et il n'y avait pas de problème, ça fonctionnait quand même.

J'en rigole un peu aujourd'hui quand je vois ce qu'on faisait... On faisait des piqûres, tu te rends compte ?! Quand on compare avec maintenant, on se dit que ça a sacrément évolué.

*

Martine Al :

On utilisait déjà le terme A.S.H., mais ce n'était pas comme maintenant. Le matin, on servait le petit déjeuner aux résidents. Une fois qu'ils avaient fini, ils déposaient leur bol devant la porte et on n'avait plus qu'à les ramasser. Il n'y avait pas autant de toilettes que maintenant. L'après-midi, on faisait généralement du repassage. La salle de repassage se trouvait dans la cuisinette, en Maison de Retraite. Pour le ménage, on n'avait pas les beaux chariots et tout le matériel qu'on a maintenant. On avait un petit chariot en inox avec un seau et des serpillières qu'on essorait à la main. On lavait tout à la serpillière. Il fallait faire les lits aussi. C'était dur, car ils étaient tous très bas. Quand tu avais fini les quarante lits, tu avais le dos cassé en deux. En tant qu'A.S.H., on donnait aussi les comprimés et les gouttes. On avait toujours le balai à la main, mais j'ai l'impression qu'on avait plus le temps, plus de temps que maintenant en tout cas. J'ai l'impression que c'était moins la course, qu'on pouvait faire plus de choses. On pouvait prendre le temps de faire un bon shampoing ou une belle mise en plis par exemple. Si la personne voulait une couleur, on prenait le temps de lui faire. Moi, je leur teignais les cheveux. Si la personne voulait aller quelque part, au marché par exemple, on l'emmenait. Maintenant on ne peut plus faire ce genre de choses. Il faut voir aussi qu'on n'avait pas autant d'administratif à faire. On n'avait pas à écrire tout ce qu'on faisait. Tu faisais ton travail correctement, mais tu n'avais pas à laisser les preuves qu'il était bien fait. On faisait juste une fiche au niveau du ménage pour que la collègue ne refasse pas la même chose.

*

Nicole :

Le matériel a changé. Quand j'ai commencé, on travaillait avec le balai coco, la balayette, la pelle, le seau et la serpillière. Maintenant, il y a ce qu'on appelle le balayage humide, avec des balais trapèze, car on n'a plus le droit aux balais coco. On utilise les lavettes de couleur qui n'existaient pas il y a trente ans. Chaque couleur à un usage spécifique : le vert pour le mobilier, le bleu pour les lavabos et le rose pour les toilettes. Enfin, ça a changé depuis. Le changement, c'est que maintenant on trempe moins les mains dans l'eau sale. À l'époque, on avait des gants Mappa, mais on n'avait pas de gants jetables. Même en tant qu'aide-soignante, pour faire les changes, c'était à mains nues !

Quand je suis arrivée, n'étant pas titulaire, je n'avais pas de poste fixe. Donc j'allais là où ils avaient besoin de moi. Maintenant, on appellerait ça le « pool ». Il manquait une fille, on m'appelait. Et comme j'avais besoin de travailler, j'y allais. Quand il y a eu des arrêts maladie en lingerie, je suis allée travailler en lingerie. Quand il y a eu des arrêts maladie en cuisine, je suis allée travailler en cuisine. Quand il y a eu des arrêts maladie la nuit, je suis allée travailler de nuit. Je suis allée partout ! Ils avaient besoin et moi j'étais volontaire, donc ça collait bien. J'ai bien aimé la lingerie. Le travail me plaisait et l'ambiance était extra ! On prenait le temps de prendre soin des collègues, de savoir comment elles allaient. La femme du directeur, madame H., travaillait avec nous. C'était la chef. Et je te garantis qu'il n'y avait pas de différence parce que c'était la femme du directeur. Elle était super. Si on lui demandait l'autorisation, on pouvait même apporter des petits gâteaux de temps en temps. Et il y en avait pour tout le monde... Après son départ, elle a continué à venir nous voir.

C'est pareil, les premières années, je faisais beaucoup de week-ends d'affilée, surtout l'été. J'avais mes vacances en septembre, octobre, et je n'avais rien à dire. C'était comme ça dans le temps. Tu avais vingt ans, tu étais célibataire, alors tu n'avais rien à dire ! Résultat, je faisais tous les week-ends ! Ça a duré plusieurs années. Maintenant, on ne pourrait plus se permettre avec les remplaçantes. Mais à l'époque, il y avait de la demande. Beaucoup de filles voulaient travailler ici. Si on disait quelque chose, on nous mettait dehors. Tu étais remplaçante, tu étais là pour travailler, un point c'est tout. Maintenant, c'est différent. Il y a moins de filles qui veulent travailler ici, en tant qu'aides-soignantes tout du moins. Les jeunes préfèrent les « services actifs » comme elles disent. Ça me fait rire, comme si un Ehpad (établissement d'hébergement pour personnes âgées dépendantes) n'était pas « actif » ! *(rires)*

Au bout d'un an, un an et demi, j'ai commencé à faire les fonctions d'aide-soignante en Médecine. Je faisais les toilettes avec les collègues, mais je retournais à mon balai dès qu'ils n'avaient plus besoin de moi. Généralement, c'était pendant l'été ou en cas d'arrêt maladie.

*

Jocelyne :

Quand j'ai débuté, le travail d'A.S.H. consistait à servir les trois repas principaux et à faire du ménage. Il n'y avait pas de lave-vaisselle dans les cuisines. Il n'y en avait qu'un seul en Maison de Retraite, dans l'ancienne salle à manger. Il n'y avait pas non plus d'Équipe Centrale de Nettoyage (E.C.N.). Donc hormis le lave-vaisselle, je ne vois pas trop d'évolution… Si ! Peut-être le matériel pour faire les sols qui a quand même bien changé. C'est quand même mieux maintenant. Avant, on avait des vieux balais à frange. Ce n'était pas très propre, ni très hygiénique.

Les premières toilettes

Patricia R :

Ça n'a pas traîné ! On m'a fait faire une toilette dès le lendemain de mon arrivée ! Françoise m'a dit : « Vous bossez avec moi, vous allez faire la toilette de ce monsieur. Vous avez le savon, les serviettes, alors vous allez prendre une cuvette et deux gants de toilette. » Je n'ai pas posé de questions et je suis certaine que les trois quarts des filles ont fait comme moi. J'ai simplement dit oui. Elle a continué : « Vous prenez votre cuvette. Vous savez comment vous vous lavez ? Eh bien ! vous lavez la personne comme vous vous lavez. »

Françoise était-là depuis 1978, je crois. Donc, elle avait déjà fait de la route. En ce temps-là, on ne se tutoyait pas entre nous. C'est un tel souvenir que je me souviens encore du nom et du prénom de la personne ! C'était un monsieur tout sec. Mon poignet faisait le double de ses bras ! En plus, il était recouvert d'hématomes. Il devait avoir un problème sanguin. Je n'osais pas le toucher. Je le revois encore le grand-père ! Il était coiffé en arrière, les cheveux très plaqués, avec de la brillantine. Et le plus drôle, c'est que bien des années plus tard, j'ai travaillé avec son arrière-petite-fille qui est venue faire un stage ici. Je ne lui en ai pas parlé pour ne pas la perturber. Ce monsieur était mon premier malade, la première personne que j'ai touchée... Il était dans une chambre à deux lits. Son voisin venait de Paris. Je me souviens de la sensation que j'ai eue… Une sensation d'intrusion dans son intimité. J'ai commencé par le raser, mais comme je n'avais jamais rasé d'homme, je ne te dis pas ! J'ai dû passer ma matinée à faire la toilette ! Le monsieur avait les bras très secs, très veineux, la peau très fine. J'avais peur de lui faire mal. Il était très gentil, très calme. Il me disait : « Mais non, vous ne me faites pas mal. » Je lui disais : « Si, je vous fais mal. » Il me répétait : « Mais non ! » Finalement, je ne m'en suis pas trop mal sortie. Le plus difficile pour moi, ça a été la toilette intime. Je n'en avais jamais fait. J'avais deux frères plus jeunes que moi, mais je ne m'étais jamais occupée de leur toilette intime. J'étais en panique totale ! C'est là que Françoise est intervenue. Elle était à côté de moi et elle a vu que j'étais en difficulté. Je lui ai dit : « Là, je ne sais pas... » Ce n'est pas que je me posais des questions, c'est surtout que je ne voulais pas lui faire mal !

Je me souviens qu'à ce moment précis, quelque chose m'a traversé l'esprit. Moi-même, quand j'étais hospitalisée, je ne pouvais plus faire ma toilette. On m'a lavée, on est donc rentré dans mon intimité, mais j'étais tellement mal que ça ne m'a même pas choqué. Alors je me suis dit : « Au fond, tu dois faire la même chose que la personne qui s'est occupée de toi à l'hôpital. Ce monsieur n'est pas bien, il faut lui faire sa toilette. » J'ai pensé qu'il avait besoin de moi comme moi, un jour, j'avais eu besoin de quelqu'un... Je me suis donc mise à sa place et ça m'a aidé à passer outre. Et j'ai continué la toilette.

*

Nicole :

J'ai travaillé une bonne année en tant qu'A.S.H. avant de faire ma première toilette. C'était en Médecine, je crois, sur un remplacement d'aide-soignante. Au départ, tu travailles à deux. Ta collègue te montre le travail et ensuite, c'est à ton tour.

*

Martine Al :

On ne faisait pas de toilettes au lit quand je suis arrivée. C'était surtout des toilettes au lavabo. Les personnes étaient valides. Du coup, ça ne faisait pas le même effet. C'est pour ça que ça ne m'a pas gênée. Sinon, j'ai fait comme pour moi. J'ai toujours fait les toilettes des hommes sans rechigner, car ça fait partie de mon métier, mais je reconnais qu'étant jeune, je n'aimais pas trop. Je ne sais pas pourquoi ? Peut-être simplement parce que je suis une femme…

Quand j'ai commencé à faire ce métier, je trouvais que les hommes étaient laids, beaucoup plus que les femmes. Déjà parce qu'ils ont de la moustache et qu'il faut les raser. En plus, sur un homme, tu as plus de travail que sur une femme. Je trouvais aussi que les hommes étaient plus sales que les femmes. Ce que je ne pense plus maintenant. Le corps qui change, les rides, ça ne m'a jamais trop perturbé par contre. Je me dis que ça fait partie de la vie. Quand on fait les toilettes, on voit des corps abîmés, mais on voit aussi des beaux corps. Certaines résidentes ont des corps remarquables pour leur âge. Ça force le respect.

*

Annick :

Je n'irai pas jusqu'à dire qu'au début je faisais les toilettes avec plaisir, mais ça ne m'a jamais répugné non plus. Jamais. Le plus dur, ça a été avec les hommes. J'ai fait la toilette d'un homme peu de temps après mon arrivée, peut-être huit jours après. Ça me fait penser à une anecdote... Un coup, les vieilles m'avaient demandé de faire la toilette d'un monsieur. Il était allongé sur son lit, déjà habillé. Je vais donc pour lui faire sa toilette. Je prends ses jambes par en-dessous pour l'asseoir sur son lit et là, clac ! Sa jambe me reste dans la main ! Il avait une jambe de bois. Mais la vraie jambe de bois, comme dans l'ancien temps ! Les vaches, elles ne me l'avaient pas dit, c'était une blague ! J'ai eu la trouille de ma vie ! En plus, j'étais toute seule. Parce qu'on était toute seule, il ne faut pas croire. C'est pour ça que les nouvelles ont quand même de la chance comparées à nous. Au moins, on ne les laisse pas toutes seules…

*

Martine A :

Moi, j'ai dû faire ma première toilette un an après mon embauche. En plus, quand j'ai débuté, je n'étais plus toute jeune, j'avais déjà vingt-huit ans. Ça n'est sans doute pas la même chose quand tu commences à dix-sept ou dix-huit ans. Au départ, je faisais le ménage, mais pas les toilettes. C'est venu progressivement. J'ai appris un peu en regardant les aides-soignantes faire. Je me souviens que pour ma première toilette, je me suis fait disputer par une aide-soignante. Elle trouvait que je parlais trop aux résidents. Elle me disait : « Pendant que tu parles aux résidents, tu ne travailles pas ! » Et puis il fallait raser les hommes. Ça, ça m'a fait bizarre. Je ne l'avais jamais fait. J'avais peur de les couper. En plus, je n'aimais pas les hommes trop poilus. Je n'aimais pas les laver, ça me faisait un drôle d'effet. Je ne saurais pas l'expliquer… C'est ça qui m'a un peu frappé au début. Et puis après, je me suis habituée.

Pierrette :

Moi aussi, je faisais le ménage au début. Donc, les toilettes, je les faisais seulement en cas de besoin, quand une aide-soignante était absente par exemple.

Martine A :

Oui, voilà. Quand ils avaient besoin, tu faisais fonction d'aide-soignante, et dès qu'ils n'avaient plus besoin, tu redevenais A.S.H.

Pierrette :

Moi, pour ma première toilette, c'est le rasage qui m'a beaucoup gêné, car comme Martine, je n'avais jamais rasé personne. Mais quand je repense à mes débuts, je dois dire que j'ai surtout été choquée par les cafards. Car à cette époque, on en voyait courir dans les lits ! Ça m'a complètement traumatisé. J'en voyais partout. Après, je n'arrêtais pas de me gratter. J'avais peur d'en avoir sur moi. Ça, ça m'a énormément choqué. Pour le reste, pas plus que ça. On lavait les gens comme on se lave nous, donc, pour moi, il n'y avait rien de spécial.

La tenue de travail

Isabelle :

Quand j'ai commencé, rien qu'à la couleur de la tenue, tu savais si tu avais affaire à une aide-soignante, une A.S.H. ou une infirmière. Les aides-soignantes portaient des tenues blanches et les A.S.H. des tenues bleues. Les infirmières aussi étaient en blanc, je crois. D'ailleurs, les gens s'adressaient plus aux gens en blanc qu'aux gens en bleu. Tandis que maintenant, les gens s'adressent à celui ou celle qu'ils croisent vu qu'on a tous la même tenue. Mais avant, il y avait des différences et ça se voyait. Ça rappelle des souvenirs. Ah, les blouses transparentes… Enfin, transparentes, elles n'étaient pas transparentes, mais elles étaient tellement usées ! Et puis ce n'était pas pratique. Surtout quand tu devais te baisser pour faire un lit. Bon, l'avantage, c'est qu'on avait moins chaud. Mais on a toutes apprécié le changement. De ce côté-là, il faut reconnaître qu'on a vu une belle évolution. On n'a pas à se plaindre.

*

Martine M :

Tu venais au travail avec ta blouse et tes chaussures que tu achetais toi-même et que tu ramenais à laver chez toi…

*

Patricia R :

On n'avait pas de vestiaires, ni de casiers dans le temps. On utilisait des vieux placards en bois et on se déshabillait dans le service. On avait juste un petit local pour se laver les mains.

Les aides-soignantes portaient une blouse blanche et nous, les A.S.H., une blouse bleu pâle croisée sur le devant. Sous la blouse, on était obligé de mettre soit un jupon, soit une combinaison et en dessous, de ne porter que des sous-vêtements blancs. Les chaussures, on les achetait nous-mêmes. Moi, j'avais des espèces de chaussures d'été qu'on appelait des « semelles en bois » à l'époque, avec une sorte de lanière blanche sur le dessus. Je les achetais à Fismes dans un petit magasin de chaussures tenu par deux vieilles filles. Elles nous faisaient dix pour cent si on venait de la part de l'hôpital. C'est Francis (chargé de l'économat) qui avait organisé ça avec l'Amicale. À l'époque, on portait ce qu'on voulait aux pieds. Qu'on porte des bouts fermés, des sandales, des tongs, tout le monde s'en moquait ! On ne parlait pas de sécurité au travail comme maintenant.

*

Nicole :

Ah ! Les blouses, c'était quelque chose ! On n'avait que des vieilles blouses bleues à moitié décolorées par l'eau de javel. Comme ils n'avaient pas ma taille, j'en avais une très courte qui me montait jusqu'au cou ! Je faisais du 36 à cette époque ! *(rires)* Et après, vers les années 1984, 1985, on en a eu d'autres. On portait aussi des tabliers blancs en coton, croisés dans le dos, avec la bavette devant et boutonnés sur le côté. C'était surtout pour servir les repas…

*

Annick :

On portait des blouses bleues à cette époque. Avec le petit tablier blanc et le truc dans les cheveux.

*

Pierrette :

À une époque, les A.S.H et les aides-soignantes n'étaient pas habillées de la même manière. Du coup, les gens faisaient attention à qui ils s'adressaient. Ils allaient plus facilement voir l'aide-soignante que l'A.S.H. Mais si l'infirmière était présente, ils allaient directement vers l'infirmière !

*

Françoise :

Dans le temps, on achetait nos blouses. Les premiers jours, j'ai dû porter la blouse d'une ancienne qui était en arrêt maladie et dès que j'ai pu, je suis allée m'en acheter une. Les blouses étaient bleues, avec le tablier en coton par-dessus. Aux pieds, on portait des claquettes blanches. On portait aussi un petit truc sur la tête, une sorte de serre-tête amidonné. Qu'est-ce qu'on était belles avec ça… *(rires)*

*

Jacqueline :

Quand j'ai commencé, c'était horrible ! *(rires)* On portait une blouse affreuse avec un tablier par-dessus ! Déjà qu'il fait chaud ici, alors imagine ! Qu'est-ce qu'il était moche ce tablier blanc ! On devait même porter une sorte de petit chapeau, un genre de serre-tête. On est vraiment mieux avec nos tenues actuelles.

*

Jocelyne :

Ça a bien changé ! On portait encore les vieilles blouses bleues quand j'ai commencé ! Franchement, ce n'était vraiment pas terrible. On est quand même mieux maintenant. Mais il nous en faudrait des plus légères parce que c'est un peu chaud l'été. Je serais même partante pour des bermudas, personnellement !

*

Martine Al :

A l'époque, les infirmières étaient en blanc et nous, on portait des tenues blanches avec des bandes bleues.

Les directeurs

Nicole :

Monsieur H. était un directeur génial. Quand j'étais en Médecine, on a perdu une jeune collègue. Elle est morte dans un accident de voiture. Elle était célibataire et maman d'une petite fille. C'est arrivé en fin de journée, à cause du verglas. Sa famille, qui était des Ardennes, a appelé toute la soirée. Au bout d'un moment, on ne pouvait plus et faire nos soins et répondre au téléphone. Et puis on était effondré avec cette perte. Imagine, tu apprends que ta collègue vient de se tuer… Monsieur H., le directeur, est venu. Je m'en souviens, j'étais de nuit. Il nous a dit : « Vous laissez le téléphone. Je prends les appels et les familles en charge. Vous faites vos soins et je m'occupe du bureau. » Et il a tenu parole. Il est resté derrière le téléphone jusqu'à une heure du matin !

Il était génial ce directeur… Lui et monsieur Ch., c'étaient les deux plus humains. Au début, monsieur H. avait un sous-directeur, qui était génial aussi. Monsieur H. nous faisait rire parce qu'il se mettait à la fenêtre de son bureau pour guetter les retardataires. Quand il en voyait une courir, il descendait dans la cour et il lui faisait un signe du doigt, l'air de dire : « Attention, ce n'est pas la première fois ! » Nous, on était derrière les fenêtres et on rigolait. Un bon directeur, c'est quelqu'un d'humain. Quelqu'un à qui l'on peut parler et surtout, qui est à l'écoute. J'ai fait huit ans de SSIAD (services de soins infirmiers à domicile). Je me souviens, certains jours, quand je rentrais du SSIAD, monsieur Ch. sortait de son bureau et venait au-devant de moi pour me saluer. Il me demandait comment ça allait et comment ça se passait. C'était appréciable. C'est quand même mieux qu'un directeur qui passe sans te regarder ou qui te marcherait presque sur les pieds sans même te dire bonjour ! Je n'exagère pas, on a eu un directeur comme ça : monsieur R. À l'époque, il y avait encore la passerelle. En Maison de Retraite, l'après-midi, on installait les gens sur les fauteuils. Ils aimaient bien. Un jour, j'avais pris mon service, je discutais depuis cinq minutes avec des résidents quand le directeur en question est passé. Il a serré la main à tout le monde sauf à moi ! Il ne m'a même pas adressé un regard ! J'étais vexée, mais vexée, à un point inimaginable ! J'ai dû passer par toutes les couleurs. Il est ensuite allé dire à ma surveillante : « On me dit qu'elle est ici depuis cinq minutes, mais je ne suis pas obligé de le croire. Ça fait peut-être une heure qu'elle discute ! » Tu te rends compte ? C'est culotté, non ? Ça ne m'a pas vraiment étonné de sa part, car il m'avait déjà fait une très mauvaise impression lors de notre première rencontre… Ce jour-là, j'étais dans le service quand j'aperçois un monsieur barbu à lunettes traverser le couloir. Je m'approche de lui pour lui demander : « Je peux vous renseigner monsieur ? Vous cherchez quelqu'un ? » Mais au lieu de me remercier, il me répond sèchement : « Non madame, je suis le directeur de l'hôpital ! » J'étais bien contente de l'apprendre ! Il l'avait mal pris dis donc ! Je ne pouvais quand même pas le deviner ! Malheureusement, on l'a appris de cette manière pour tous les directeurs. Au lieu de se présenter, de nous réunir… Et c'est pareil pour beaucoup de personnes ici. Après, tu as l'impression de ne jamais être au courant de ce qui se passe et de manquer de considération, mais c'est normal vu la façon dont ça se passe.

Monsieur H., lui, connaissait la situation de chaque fille. Quand il y avait des gens à renvoyer chez eux, il renvoyait en priorité celles qui étaient en couple et dont le mari pouvait ramener un deuxième salaire. Moi, il savait que j'étais célibataire, que j'avais un loyer à payer, c'est pour ça que j'ai été remplaçante de nuit, remplaçante de lingerie, etc. Je considère que j'ai eu de la chance. J'ai eu un patron super qui tenait compte de mon cas particulier. C'était appréciable et je suppose que je n'étais pas la seule. C'est à ça que tu vois qu'un directeur est humain. Et finalement, c'est grâce à lui que je suis encore ici. Si je n'étais pas allée faire des remplacements en lingerie ou en cuisine, peut-être que j'aurais cherché du travail ailleurs...?

*

Jacqueline :

Il était bien monsieur H. Déjà, on ne peut le comparer avec aucun autre étant donné que lui, il venait nous voir. Il nous parlait, il nous recevait dans son bureau.

Isabelle :

Il était humain.

Jacqueline :

Très.

Isabelle :

Tu avais un problème, tu lui exposais, il t'écoutait.

Jacqueline :

Un exemple : les filles qui étaient à l'école d'aide-soignante avaient un rapport de stage à rendre. Eh bien chaque mois, il les appelait dans son bureau pour faire le point. Et il parlait de plein d'autres choses. Comparé aux autres directeurs, on avait un contact énorme avec lui. Un bon directeur, c'est donc d'abord un directeur humain. Parce que si ton directeur te dit à peine bonjour quand tu le croises, c'est déjà un problème.

Isabelle :

C'est vrai que tous ceux qui l'ont connu gardent un bon souvenir de monsieur H. alors que les autres ne nous ont pas marqués. Je suis honnête... J'ai travaillé de nuit pendant un an et demi et ensuite on m'a remis de jour.

Sauf qu'après, il manquait encore quelqu'un de nuit si bien que la surveillante de l'époque m'a dit : « Bon, demain, vous retournez de nuit. » Je lui ai répondu : « Non. C'est bon, j'ai donné ! » J'étais en larmes, je ne voulais pas y retourner. Et bien cette nuit-là, le directeur, monsieur H., est venu me trouver. Quand je l'ai vu arriver, je me suis dit : « C'est bon, c'est pour moi. Qu'est-ce qu'il va me dire… » Il m'a dit comme ça : « Alors, il parait que vous ne voulez plus faire les nuits ? » Je lui ai répondu que non. Il m'a dit : « Je ne vois pas pourquoi il n'y aurait que vous. Il y a plein de remplaçantes ici, c'est chacun son tour ! » Et après ça, je n'ai plus jamais fait les nuits ! Ça m'a marqué. Venir me voir personnellement pour me demander si je voulais continuer, peu de directeurs l'auraient fait. D'autres auraient dit : « Écoutez, c'est comme ça ! »

Jacqueline :

Ou alors l'information serait passée par quelqu'un d'autre.

Isabelle :

Avec lui, on avait l'impression d'être considéré.

*

Patricia R :

Le directeur qui m'a le plus marqué, c'est monsieur H. Peut-être parce que c'est lui qui m'a recrutée ? Mais sans doute aussi parce que c'était le plus humain. Si on avait des difficultés ou des problèmes personnels, il s'arrangeait toujours pour nous trouver des solutions. Et je ne suis pas la seule à le penser. Il a soutenu et aidé beaucoup de filles. Ne serait-ce que pour passer le concours d'aide-soignante. Je pense notamment à une collègue qui avait des difficultés à lire et à écrire et à qui il a fait confiance. Cette fille, ensuite, même si elle n'a jamais voulu faire l'école d'aide-soignante, a quand même franchi pas mal d'étapes.

Elle a pu passer son permis de conduire, et ça, grâce à lui. C'est fort quand même ! Il était comme ça monsieur H. Par contre, il fallait que ça marche. Et il savait être sévère. Je me souviens qu'un jour, à une grand-mère qui m'avait agacée, qui m'avait très mal parlé, j'avais répondu un peu sèchement : « Mais madame, moi, quand je vous demande quelque chose, je vous dis s'il vous plait. Alors, vous pourriez me dire s'il vous plait ! » Manque de pot, monsieur H. passait dans le couloir à ce moment-là. Les portes des chambres étaient vitrées, avec des verres cathédrale. Donc, tu ne voyais pas à l'intérieur, mais tu voyais qu'il y avait quelqu'un et surtout, tu entendais tout ! Sur le coup, il n'a rien dit. Mais deux jours après, il m'a convoqué dans son bureau. Je m'en rappellerai toute ma vie. Il m'a dit comme ça : « Vous, si je vous entends encore une fois parler comme ça, ce n'est plus la peine de franchir le portail. Vous irez travailler chez Teurquetil ! » Et je ne pouvais même pas m'expliquer, ni me défendre ! Et je n'avais pas parlé plus méchamment que ça...

Après monsieur H, on a eu des intérimaires. Ensuite, on a eu monsieur C. qui m'a donné la possibilité de partir à l'école d'aide-soignante et je lui en suis reconnaissante. Lui, il déléguait beaucoup. Ce n'était pas quelqu'un qui venait sur le terrain. Je pense que pour tout ce qui concernait le personnel, il se déchargeait un peu sur sa femme qui travaillait aux Ressources humaines. Lui, il gérait plutôt les aspects administratifs et financiers. Après lui, on a eu monsieur R. et encore après, on a eu monsieur Ch. Monsieur Ch., c'est le directeur qui a créé le C.L.I.C. (centre local d'information et de coordination), le S.S.I.A.D., les repas à domicile, ce qu'on appelle l'unité Alzheimer et c'est aussi lui qui est à l'origine de la modernisation de l'hôpital.

À chaque directeur, l'hôpital a franchi une étape. Pour résumer, on peut dire que monsieur H. a ouvert le bâtiment

Gilbert Cesbron, que monsieur C. a commencé à moderniser le bâtiment Annexe, que monsieur R., lui, s'est axé sur la sécurité et que monsieur Ch. a ouvert l'hôpital sur l'extérieur.

*

Martine A :

Quand c'était monsieur H. le directeur, on le voyait dans le service. À l'époque, j'étais remplaçante. Parfois, pendant que j'étais en train de pousser mon chariot, il venait me donner une poignée de main. Mais plus ça va, moins on voit les directeurs.

Pierrette :

Moi aussi, mon premier directeur, c'était monsieur H. Il passait tout le temps voir si ça allait. À Noël, au jour de l'An, il faisait le tour des résidents, il souhaitait la bonne année à tout le monde. C'est vrai que lui, il était très humain. On pouvait compter sur lui. Ensuite, les directeurs, on les a de moins en moins vus.

Martine A :

C'était bien que le directeur vienne souhaiter la bonne année à tout le monde.

Pierrette :

Ça me fait penser à une anecdote… Du temps de monsieur H., avec l'équipe du premier, on avait pris l'habitude de manger des gâteaux le midi. Sauf que monsieur H., quand il lui prenait l'envie de passer dans un service, il arrivait toujours par les escaliers et sans prévenir, si bien qu'on ne l'entendait pas. Un jour, il a débarqué au moment où on s'apprêtait à manger les gâteaux. Je m'en souviens comme si c'était hier. On avait acheté des éclairs… Dès qu'on l'a vu, on s'est sauvé avec les gâteaux sauf que moi, comme une andouille, dans la précipitation, j'ai fourré l'éclair dans ma poche ! Oh, j'étais bien ! Tu m'aurais vu avec mon éclair écrasé dans la poche ! En plus, on était en blouse en ce temps-là, alors ça traversait le tissu. Et ce n'est pas fini parce qu'après, monsieur H. est venu me parler. J'étais rouge comme une pivoine. Je ne savais plus comment me mettre avec mon éclair dans la poche ! Au bout d'un moment, il m'a dit : « Je sais que vous mangez le midi, mais ce n'est pas grave, du moment que le travail est fait. » Il essayait de me rassurer, mais moi pendant ce temps-là, je pensais à mon éclair ! J'étais mal ! J'avais vraiment l'air bête ! Pour conclure, le directeur a fini par partir, mais mon éclair, lui, il était bel et bien fichu !

*

Françoise :

Quand j'ai commencé, c'était monsieur H. le directeur. Lui au moins, tu le voyais. Il passait dans les services, il était humain, aussi bien avec le personnel qu'avec les résidents.

Par contre, le travail, c'était le travail. Monsieur Ca, lui, on ne le voyait pas. Monsieur R. par contre, il n'était vraiment pas terrible... Il n'a rien fait ici. C'était une vraie prairie derrière les bâtiments ! On avait l'impression de voir un champ en friche. En plus, il a magouillé. Il a fait du tort à l'hôpital. Avec monsieur Ca, c'était propre, mais on ne le voyait jamais. Remarque, il ne nous embêtait pas. Par contre, sa femme était gentille. Elle était chef du personnel. Quant à Monsieur Ch., il a fait des belles choses quand même. Il était humain lui aussi. Si tu avais un souci, tu pouvais lui en parler. Mais messieurs R. et Ca, ils n'ont vraiment pas été terribles.

J'ai dit que monsieur H. était très humain, et c'est vrai, mais par contre, avec lui, il y avait quand même un problème : il était coureur. Après, chacun pense ce qu'il veut. Après tout, il n'a jamais forcé personne, en tout cas à ma connaissance. Mais il faut reconnaître que ce n'était pas très rassurant. Je me souviens qu'un coup, c'était le soir, au moment des repas, il m'a fait appeler dans son bureau pour m'annoncer que je partais à l'école d'aide-soignante. À un moment, il s'est rapproché de moi, il s'est assis sur un coin de bureau et tout en me mettant la main sur l'épaule, il m'a dit : « Vous êtes contente de partir madame A. ? » Je suis devenue toute pâle et j'ai pensé : « Oh non, il ne va quand même pas essayer ! » Je lui ai répondu oui et je me suis levée d'un bond en prétextant qu'on m'attendait dans le service. Je te garantis que je n'ai pas demandé mon reste ! Je connaissais sa réputation de coureur. D'ailleurs, avant d'entrer dans son bureau, j'avais bien vérifié que ma blouse était bien boutonnée jusqu'en bas. Parce que dans le temps, on portait des blouses et comme c'était moins pratique que les pantalons, parfois, pour se déplacer un peu plus facilement, on déboutonnait le bouton du bas. Donc, j'ai filé vers la porte et je suis partie vitesse grand V ! Il faut dire que j'étais jeune. J'avais vingt-six ans, un truc comme ça. Et il était impressionnant quand même…

*

Béatrice :

J'en ai connu plusieurs effectivement. Dans l'ensemble, je n'ai pas eu beaucoup affaire à eux. J'ai tendance à considérer qu'on a un cadre de santé et qu'en cas de besoin, c'est à lui qu'on doit s'adresser.

*

Jocelyne :

Quand j'ai commencé, c'était monsieur H. le directeur, un directeur très sévère. Quand il avait quelque chose à dire, il le disait. Par contre, je trouve qu'il était près de ses employés, chose qu'on ne voit plus maintenant. Quand tu avais un problème, il venait te voir ou il te recevait dans son bureau. Il était très proche du personnel.

*

Martine M :

On a eu un directeur, monsieur Ch., qui a ouvert l'établissement sur l'extérieur et qu'on n'a pas compris au début. On a eu peur qu'il ferme l'établissement, on a eu du mal à comprendre ce qu'il voulait. Il a créé le S.S.I.A.D., le C.L.I.C., de nouveaux locaux, un service transport, un partenariat avec l'abbaye d'Igny. L'hôpital a changé, a évolué avec lui. Il était humain. Il n'a pas eu le temps de tout finir, car malheureusement il est décédé, mais je n'oublierai pas son passage.

La cuisine et les repas

Patricia R :

Je me souviens qu'en 1981, on avait déjà un lave-vaisselle. Mais le lave-vaisselle que tu as chez toi, le petit blanc, bien pratique. Ça m'avait pas mal interpellé, car je trouvais ça moderne pour l'époque.

Parfois, quand des résidents avaient du mal à manger ou qu'ils étaient en fin de vie, on leur faisait des mixtures. On allait chercher des œufs frais en cuisine, on les cuisait mollets, on préparait une bonne purée avec au moins cinq ou six morceaux de beurre et on mélangeait tout ça. Il fallait voir la mixture que ça faisait ! Une vraie soupe magique ! On n'avait pas non plus les règles d'hygiène qu'on a maintenant. Quand c'était le jour des patates à l'eau, tu prenais ton kilo de patates, tu épluchais tes patates dans la cuisine et tu les faisais cuire dans une gamelle... *(rires)* Et puis les gens aimaient bien, ils étaient contents, ils mangeaient bien.

*

Françoise :

Avant, c'était de la cuisine traditionnelle ici. Les cuisiniers faisaient tout eux-mêmes. Maintenant, il y a beaucoup de choses qu'ils n'ont plus le droit de faire. Par contre, j'ai connu l'époque (c'était du temps des sœurs) où si la personne âgée prenait une soupe, elle n'avait pas le droit à l'entrée. Quand monsieur H. est arrivé, il a supprimé cette règle. Avec lui, tout le monde avait droit à une entrée. À l'époque, on ne touchait pas du tout à la cuisine, mais plus tard, sous monsieur C., on s'est mis à cuisiner dans le service avec les résidents, on faisait des tartes par exemple. Au début, on préparait même les tisanes. Il y avait un tilleul pas loin des bureaux. Les gars de l'atelier nous cueillaient les fleurs. Ils le faisaient ensuite sécher dans des sacs dans le grenier, au-dessus des bureaux. Grâce à ça, l'hiver, on pouvait faire des infusions aux grands-mères. Le problème, c'est qu'il fallait aller le chercher au grenier. Et on avait les jetons ! *(rires)*

Martine M :

C'est vrai... Une fois, je monte au grenier et là, qu'est-ce que je vois ?! Plein de pigeons morts ! Je me mets à crier : « Françoise, viens voir ! Viens là-haut, tous les pigeons sont morts ! » J'étais bouleversée. Je crois même que j'ai crié : « Mais il faut appeler la S.P.A. ! C'est pas possible ! » Un gars de l'atelier est arrivé en disant : « Mais chut, fais pas ça, c'est pour le directeur, pour la communion du petit... » Tu te rends compte, il les tuait pour les manger à la communion de son fils !

Françoise :

Elle a eu peur Martine ! *(rires)* Je pense que les gars de l'atelier les endormaient. Je ne sais pas comment ils s'y prenaient, mais ils leur donnaient certainement quelque chose. Et ils les ont bel et bien mangés à la communion du petit !

Martine M :

Dans le temps, on gardait aussi toutes les épluchures, tous les restes, pour les donner aux cochons qui restaient dans le jardin derrière l'hôpital. Et c'était à nous de leur apporter, quel que soit le temps !

*

Nicole :

Dans le temps, il y avait des filles qui étaient responsables des salles à manger. Une pour le matin, une pour le soir. Elles ne s'occupaient que de la salle à manger. Elles arrivaient à sept heures du matin pour préparer les petits déjeuners, le pain et tout le reste. Les résidents qui le pouvaient descendaient. Maintenant, on sert quasiment tous les petits déjeuners en chambre. Ensuite, elles faisaient la vaisselle. Dans la matinée, elles mettaient les tables pour le midi, puis elles faisaient le service. Le repas de midi arrivait dans des grands plats. On servait la viande, les légumes, assiette par assiette. Maintenant, les assiettes arrivent déjà prêtes. Elles sont dressées en cuisine. Nous, on préférait recevoir les plats. Au moins, quand tu avais un bon mangeur, tu pouvais faire une bonne assiette. Et quand tu avais une petite mamie qui n'avait pas trop d'appétit, tu pouvais en mettre moins. Les résidents qui mangent peu, quand ils voient une assiette trop chargée, ça leur donne encore moins faim. Au moins, avant, on pouvait doser. Mais c'était une autre époque... Si je te disais qu'on avait des résidents qui venaient faire la vaisselle avec nous ! On avait aussi un résident qui épluchait les légumes en cuisine. Il y avait vraiment une ambiance bon enfant. Aujourd'hui, avec toutes les règles d'hygiène, on ne pourrait plus se permettre ce genre de choses.

*

Martine Al :

En Maison de Retraite, tu avais un grand réfectoire où venaient manger les résidents du premier et du deuxième étage. Ça faisait quatre-vingts personnes ! Les cuisiniers qui travaillaient à côté nous donnaient directement les plats. Ils les mettaient sur des grands chariots roulants et on n'avait plus qu'à servir. Il y avait une fille de chaque côté du chariot. Pendant que l'une servait à droite, l'autre servait à gauche.

Par contre, il n'y avait qu'un ascenseur et au moins une quinzaine de personnes en fauteuil roulant à chaque étage. Après le repas, il y avait une queue monstre devant l'ascenseur. Ça nous prenait un temps fou de les descendre et de les remonter. Autre chose, comme on était à côté de la cuisine, on travaillait bien avec les cuisiniers. Si on voulait quelque chose, on n'avait qu'à leur demander. Par exemple : « Tiens madame untel aimerait bien manger un bifteck ! ». Et ils lui en faisaient cuire un. C'était pratique.

En ce qui concerne le personnel, au tout début, on mangeait tous ensemble dans un réfectoire qui se trouvait juste à côté de la grande salle à manger de la Maison de Retraite. Venaient tous ceux qui étaient de garde et qui ne repartaient pas le midi. Suivant les jours, on pouvait être une quinzaine. C'était bien, c'était familial. Il y avait le directeur, sa femme et ses enfants. C'était monsieur H. à l'époque. Ensuite, je ne sais pas ce qui s'est passé, le directeur a arrêté de venir. À partir de ce moment, il a fallu lui apporter ses repas à domicile. Là, c'était moins drôle. C'étaient les filles de la Maison de Retraite qui s'occupaient de son portage de repas. Qu'il pleuve, qu'il vente, qu'il neige, on devait porter les gamelles jusque chez lui. On utilisait un portant avec trois gamelles posées les unes sur les autres. Je nous revois, la paire de claquettes aux pieds avec les plats dans les mains !

*

Patricia B :

Il n'y avait pas de chariots. Tu allais chercher les gamelles en cuisine et tu les portais jusqu'au service. Avec en plus, tous les escaliers à grimper !

*

Martine A :

Je trouve qu'avant c'était mieux. Déjà, la cuisine faisait beaucoup de choses, comme le boudin par exemple.

Pierrette :

C'est vrai qu'on regrette un peu la nourriture du temps de Lucie, Joël, et les autres…

Martine A :

C'était servi dans des gros plats et du coup, je trouve que ça baignait moins dans la sauce. Et puis comme on servait nous-mêmes à l'assiette, si quelqu'un voulait un peu plus ou un peu moins de purée, on pouvait s'adapter.

Pierrette :

C'est vrai. Joël, il te faisait un de ces boudins ! Il faisait des pizzas maison aussi. Et même le cassoulet ! Et la salade aux lards… Mais c'est fini tout ça. C'est dommage, car les résidents adoraient. Mais que veux-tu, ils n'ont plus le droit.

Martine A :

Il y a encore quelques années, avant qu'on arrive dans le nouveau bâtiment (B2) on avait le droit de faire des frites. Avec Sébastien, notre collègue, on en faisait de temps en temps. Maintenant, on ne peut plus.

Pierrette :

Et de temps en temps, quand on était ensemble Martine, Sébastien et moi, on faisait des œufs sur le plat. On les cassait, on les faisait cuire, on faisait tout. Alors là, les résidents, ils appréciaient ! Maintenant, à cause de l'hygiène, c'est interdit. Du coup, les résidents ne mangent jamais d'œufs sur le plat.

*

Jocelyne :

Ça a bien changé, mais je trouve que c'était mieux avant, car c'était du « fait maison ». Les cuisiniers faisaient des ragoûts et toutes sortes de plats traditionnels.

C'était bien parce que c'étaient des plats que les résidents avaient l'habitude de manger chez eux. Mais maintenant, avec les contrôles sanitaires et les questions d'hygiène, on ne peut plus. C'est pareil, quand les résidents voulaient des œufs, ils leur faisaient des œufs sur le plat. Maintenant, ce n'est plus possible. Je ne dis pas que maintenant c'est mal, mais il faut reconnaître que c'était mieux avant. C'était du « fait maison ». Sans compter que dans les services, on pouvait faire des gâteaux ou des tartes. On avait plus de temps pour faire ce genre de choses.

*

Annick :

Je me souviens qu'on faisait la vaisselle dans des grandes bassines, dans la salle à manger. Les restes, on les vidait dans une grosse poubelle que les hommes d'entretien venaient chercher pour nourrir les cochons. Je ne te dis pas ce qu'elles devaient manger les pauvres bêtes ! *(rires)*

L'école d'aide-soignante

Patricia R :

Je suis partie à l'école d'aide-soignante à l'époque de monsieur C. et j'en suis sortie en septembre 1990. Je ne suis pas revenue travailler tout de suite. Ils m'ont donné huit jours de vacances. Pour la remise du diplôme, j'ai reçu une convocation. Il fallait que je me présente tel jour, à telle heure, dans le grand salon de la Maison de Retraite. Ensuite, il y avait tout un cérémonial qui ne se fait plus aujourd'hui avec les petits fours, le champagne et tout le cinéma ! En plus, j'étais major de promotion sur la Champagne-Ardenne, alors je ne te dis pas ! Il y avait du monde ! Mon mari était invité, comme tout le personnel. Il y avait même la directrice de l'école de Reims qui s'était déplacée avec une monitrice.

Je suis arrivée en civil. On m'a fait mettre ma blouse bleue d'A.S.H. Ensuite, j'ai attendu que le directeur m'appelle. Il m'a remis mon diplôme en main propre et la directrice de l'école d'aide-soignante de Reims m'a remis ma pile de tenues blanches. Je suis donc ressortie en tenue d'A.S.H. pour revenir quelques minutes plus tard en tenue d'aide-soignante sous les applaudissements. J'étais rouge écarlate.

Bref, tout ce cérémonial juste pour un C.A.P. d'aide-soignante ! Franchement, c'était un peu exagéré, mais avec le recul, je me dis que je méritais bien ce diplôme vu que pendant dix ans, j'avais fait le travail d'aide-soignante avec une paye d'A.S.H. ! Sachant quand même qu'il y avait environ cent cinquante à deux cents euros de différence entre les deux payes !

Le fait de passer ce diplôme m'a fait du bien pour plusieurs raisons. Notamment parce que je sortais d'une phase difficile où j'avais complètement perdu confiance en moi, où je me sentais un peu détruite. Cette confiance, qu'on m'a donnée ici, m'a donc aidée à me reprendre en main. Il faut bien voir que c'était une autre époque. On ne nous disait pas : « Vous n'êtes pas capables de » ou « ce n'est pas possible. » Mais plutôt : « Vous pouvez le faire puisque d'autres l'ont fait. » Même les filles, les collègues, elles t'encourageaient, elles te stimulaient. Ça fait du bien quand tu n'as plus confiance en toi. Tu te sens portée. D'ailleurs, ce serait intéressant de calculer le nombre de personnes qui ont été formées... Nous, on est arrivé à onze le même jour et sur ces onze, huit sont devenues aides-soignantes par la suite. Il y a eu quelques mutations, mais pas trop.

Sinon, en ce qui concerne le travail, diplômée ou pas, j'ai toujours fait plus ou moins la même chose. À la différence qu'en tant qu'aide-soignante, je faisais moins le ménage et surtout, j'étais responsable de mon travail. Avant, si je faisais une bêtise, je n'étais pas responsable puisque j'étais A.S.H. Et je précise que ce n'est pas pour ça qu'on faisait des bêtises. On avait conscience de notre travail, mais la responsabilité n'était pas la même. Je pense que ça filait tellement droit que le directeur avait hyper confiance dans son personnel. Tu étais formée sur le tas et voilà. On n'avait aucun support papier par exemple. On notait ce qu'il fallait dans un classeur, mais ça n'était pas aussi réglementé qu'aujourd'hui. On n'avait pas encore ce système de validation qui nous oblige à rendre des comptes, mais qui d'un autre côté, nous sert aussi de protection juridique.

*

Nicole :

J'ai fait l'école d'aide-soignante en 1985. J'ai obtenu mon diplôme et je suis revenue au deuxième étage du bâtiment Gilbert Cesbron. Avant de partir à l'école, je prenais des cours par correspondance pour préparer le concours d'entrée de l'école de puériculture. Je voulais travailler avec les bébés. Quand monsieur H. l'a su, il m'a fait appeler dans son bureau et a demandé à voir mon cahier de notes. Il a continué à le faire chaque mois, un peu pour m'encourager, et puis un jour il m'a dit : « Vous savez, je ne vous enverrai pas à l'école de puériculture. Par contre, il y a des concours internes. Si vous voulez, vous vous inscrivez et vous le passez. » Le concours interne était un examen qui servait à désigner les filles qui allaient partir à l'école d'aide-soignante. C'était un examen comme à l'école. Tu avais des mathématiques, du français, des sciences naturelles. Ça se passait dans une pièce au rez-de-chaussée du pavillon Gilbert Cesbron. L'année où je l'ai passé, on était quatre. Mais certaines années, elles pouvaient être six ou huit. On était chacune à une table. C'est monsieur H. qui surveillait. Au bout de deux ou trois heures, il ramassait les copies. Il nous a rappelées le soir même pour nous annoncer les résultats : « Madame N. vous partez, madame J. vous partez » On est donc parti à deux à l'école d'aide-soignante de Reims. Et j'ai évidemment tiré un trait sur la puériculture. Je suis revenue à Fismes avec mon diplôme. C'était au mois d'octobre 1985. Aussitôt, on m'a proposé un poste d'aide-soignante. Je devais remplacer une dame qui partait à la retraite au deuxième étage de l'Unité de Long Séjour (U.L.S). C'était encore un nouvel apprentissage qui m'attendait. Dans le service, on avait beaucoup de personnes grabataires, beaucoup de cas lourds. Ça changeait de la Maison de Retraite. C'étaient des gens qu'il fallait passer du lit au fauteuil et du fauteuil au lit. Il n'y en avait pas beaucoup qui marchaient. Et il n'y avait pas le matériel qu'on a aujourd'hui (lève-malade, verticalisateur, housse de relevage, etc.).

Une fois diplômée, j'ai réalisé que j'avais peut-être fait une bêtise en quittant la blanchisserie. Plus le temps passait, plus je regrettais, alors un jour je suis allée voir madame A. (chargée des Ressources humaines) pour lui dire que je souhaitais retourner en blanchisserie. Elle m'a répondu non, j'ai insisté et c'est là qu'elle m'a dit : « Tu as fait l'école d'aide-soignante, tu es aide-soignante. Tu ne peux plus revenir en arrière. » J'étais étonnée et déçue. Je ne savais pas qu'on ne pouvait pas revenir en arrière. J'ai bien regretté… Ça, on peut dire que j'ai regretté. Mais bon, c'est comme ça. Je serais peut-être encore en blanchisserie sans ça... Je serais peut-être même la chef ! *(rires)*

*

Annick :

Ici, on a quasiment toutes été A.S.H. avant de passer aide-soignante. Moi, je suis restée longtemps A.S.H. Ça fait seulement vingt ans que je suis aide-soignante. Monsieur H. m'a proposé de partir à l'école trois fois. Mais j'ai refusé les deux premières. Je ne voulais pas. J'étais bien dans ma fonction. Je faisais un peu de tout et ça me plaisait. La troisième fois, monsieur H. m'a prévenu que c'était la dernière. J'ai encore failli dire non, mais Christine, une infirmière, m'a fait changer d'avis. Elle m'a dit : « Écoute Annick, pense à plus tard. Pars, pars ! » Finalement, je l'ai écoutée. Il faut reconnaître que le statut d'aide-soignante est plus intéressant. Si tu veux une mutation par exemple, c'est plus facile en tant qu'aide-soignante. La question du salaire s'est aussi posée. On gagne plus en tant qu'aide-soignante, il faut être honnête.

J'ai fait l'école à Reims pendant un an. Ça s'est bien passé, à part un stage en crèche. J'étais la première aide-soignante à faire un stage en crèche. La directrice m'avait acceptée, mais je n'avais rien le droit de faire. Je ne pouvais même pas m'approcher des enfants ! Alors trois semaines à ne rien faire, c'est long. J'ai fait un stage en psychiatrie aussi, qui lui, s'est très bien passé. C'était en « P.A. 4 », à Reims. J'adorais ça ! J'ai été très bien reçue. À la fin, ils m'ont dit : « Si tu décroches ton diplôme, tu as une place avec nous. » Mais je suis revenue à Fismes. De toute façon, je leur devais trois ans puisqu'ils avaient payé ma formation. Plus tard, on m'a dit que ça ne marchait pas forcément comme ça, donc je ne sais pas… ? Et puis il y avait aussi le trajet Fismes/Reims que je voyais comme une contrainte. Au moins à Fismes, j'étais sur place, j'avais encore des enfants en bas âge, alors pour toutes ces raisons, je me suis dit qu'il valait mieux rester là. Mais autrement, j'avais une place qui m'attendait en psychiatrie à Reims. Je ne regrette pas. Je pense qu'il ne faut pas regretter ses choix dans la vie.

Diplôme ou pas diplôme, ça n'a pas changé grand-chose pour moi. J'étais toujours la même. Enfin, ce n'est pas que je me fichais du diplôme, j'étais contente de l'avoir, mais je ne me sentais pas supérieure aux A.S.H. Par contre, je reconnais que l'école d'aide-soignante, c'est quand même bien utile. Non seulement pour tout ce qui touche à l'hygiène et la technique, mais aussi pour apprendre à se protéger. Apprendre les gestes pour ne pas se faire mal au dos par exemple. Malheureusement, j'ai vu plein de choses à l'école que je n'ai pas pu mettre en pratique. Ici, le travail n'est pas vraiment technique si bien qu'avec le temps, tu oublies. Qu'est-ce que tu fais à part laver les personnes ? Tu n'as pas vraiment de soins techniques. Il y a donc plein de choses qu'on apprend à l'école et dont on ne se sert pas. Les aérosols par exemple, ce sont les infirmières qui s'en occupent. Surtout que maintenant, tout est bien encadré. Chaque catégorie de personnel fait ce qu'elle a à faire.

*

Martine Al :

J'ai fait l'école d'aide-soignante en 1980 et j'ai obtenu mon diplôme en 1981, donc quatre ans après mon embauche. C'est le directeur, monsieur H., qui me l'a proposée. Une nuit, il est passé dans le service et il m'a dit : « Martine, parce qu'il nous appelait par notre prénom, je vous envoie à l'école d'aide-soignante. Vous partez à telle date. Vous êtes d'accord ? » J'ai accepté. Je suis partie une année et je suis revenue.

*

Martine M :

Je faisais déjà le travail d'aide-soignante, mais je n'avais pas la paye, alors je me suis dit autant passer le diplôme. À l'époque, on passait un concours interne. On était peut-être une quinzaine de filles regroupées dans une salle. C'est le directeur en personne, monsieur H., qui nous faisait passer les tests. De mémoire, il y avait pas mal de français et une petite rédaction à faire sur les personnes âgées et quelques questions dont une que je n'ai jamais pu oublier tellement elle m'a fait rire : « Qu'est-ce qu'un édenté ? » Grâce à cet examen, j'ai pu partir à l'école d'aide-soignante. Honnêtement, après l'école, je n'ai pas vu de changement. J'avais toujours le même travail à faire ! Que tu sois A.S.H. ou aide-soignante, la considération était la même, c'est-à-dire nulle ! Ça a commencé à changer un peu avec monsieur R., grâce aux fiches de poste. Mais sinon, vis-à-vis des cadres de santé, ça n'a pas changé grand-chose. Il n'y en a toujours eu que pour les infirmières !

*

Isabelle :

Je suis rentrée à l'hôpital en 1983 et j'ai fait l'école d'aide-soignante en 1996 ! J'ai déjà attendu neuf ans avant d'être titularisée. Ça signifie que j'ai signé un contrat par mois pendant neuf ans. J'en ai tellement signé que j'aurais pu retapisser ma chambre avec ! *(rires)* Par contre, j'ai fait les fonctions d'aide-soignante dès le début, car même si je n'avais pas le diplôme, j'avais quand même le niveau B.E.P. sanitaire (j'avais fait des stages, j'avais des carnets de suivi, des appréciations, etc.) et donc, je connaissais le métier. Je précise que je faisais fonction d'aide-soignante, mais sans le salaire qui va avec bien sûr !

Suite à ma titularisation, on m'a proposé de faire l'école. J'ai dit oui immédiatement. Je l'ai faite à Reims. Ça s'est super bien passé. J'ai appris beaucoup même si étant déjà dans le bain, je connaissais pas mal de choses. L'ennui, c'est qu'à l'école tu apprends beaucoup de choses, mais quand tu arrives ici, tu ne les mets pas forcément en pratique. C'est pour ça que j'ai envie de dire que l'école n'a pas changé grand-chose à part ma fiche de paye. Quand tu as fait les fonctions d'aide-soignante pendant douze ans, tu sais déjà travailler. Il ne me manquait que le diplôme pour être mieux payée. Et puis c'est sûr qu'avec un diplôme d'aide-soignante, tu peux faire une demande de mutation plus facilement.

*

Martine A :

Ce sont mes collègues qui m'ont poussée à faire l'école d'aide-soignante… Enfin certaines collègues et longtemps après ! Je suis arrivée en 1983, j'ai été titularisée en 1993-1994, et je suis partie à l'école d'aide-soignante en 1998. C'est Françoise, Martine, Pierrette, et madame M., la cadre de santé, qui m'ont poussée. Madame M. m'a carrément inscrite ! Sans elles, je n'aurais jamais fait l'école. J'avais peur, j'avais quitté l'école à quinze ans et je ne me sentais pas à la hauteur, tout simplement.

Pierrette :

C'est vrai, ce n'est pas facile quand tu as quitté l'école jeune…

Martine A :

Mais je ne regrette pas du tout. En tout cas, si j'ai eu mon diplôme, c'est grâce aux quatre personnes que je viens de citer et je les en remercie encore. Je le dis franchement, sans elles, je n'y serais jamais allée. J'ai aussi eu un peu de chance, car l'année où je l'ai faite, ça devait être moins compliqué que les années précédentes. Franchement, je n'ai pas beaucoup révisé. J'avais déjà un peu fait les fonctions d'aide-soignante, mais très peu, car j'avais une collègue qui ne voulait pas que je les fasse. Normalement, on est obligé de faire les fonctions pendant environ un an. Mais cette collègue était allée voir la cadre de santé, madame M., pour lui dire que si je faisais les fonctions, elle ferait « le bordel », pour reprendre son expression. Du coup, on ne m'a pas mise en fonction.

Pierrette :

C'est vrai. Cette fille voulait faire les fonctions, mais elle ne voulait pas partir à l'école. Elle était trop vieille de toute façon. Et donc, elle avait dit à madame M. que si Martine faisait les fonctions, elle ferait « le bordel ». Madame M. n'osait rien dire, car elle était malade. Résultat, elle a continué à faire les fonctions et Martine, n'a pas pu partir.

Martine A :

Avant de partir à l'école, je suis allée au Greta pour faire évaluer mon niveau. Il n'y a qu'en mathématiques que j'étais un peu en difficulté, mais comme mon fils était fort dans cette matière, et qu'il pouvait m'aider, ils ont accepté de m'envoyer à l'école. Finalement, je n'ai pas eu besoin de son aide, car à l'école on ne se sert pas des mathématiques. J'ai été diplômée en 1999. Par contre, j'ai raté la remise de diplôme. Ce n'est pas volontaire. La cadre, madame F., avait oublié de me prévenir. Et comme de mon côté, je ne savais pas qu'il y avait une cérémonie…

En tout cas, j'étais contente d'être aide-soignante même si assez vite, j'ai regretté certains aspects du métier d'A.S.H. Je trouvais qu'en tant qu'aide-soignante, on était moins proche des résidents. Et pour moi, ça a toujours été un problème. En tant qu'A.S.H., pendant que tu fais le ménage, tu peux parler avec les résidents alors qu'en tant qu'aide-soignante, tu fais la toilette, tu te dépêches parce que tu en as plusieurs à faire et du coup, tu es moins avec eux. C'était l'idée que j'avais à l'époque. Mais depuis, les choses ont changé pour les A.S.H. Maintenant, quand je vois que les A.S.H sont sur deux services ou qu'elles travaillent toutes seules, je me dis qu'elles n'ont plus le temps et je préfère, pour le coup, être aide-soignante.

Je ne cache pas non plus qu'au début, ce qui m'a plu, c'est le fait de travailler avec Pierrette. On s'est connu ici du temps où j'étais remplaçante et elle au « Gros Ménage » (E.C.N.). Après, on a travaillé ensemble et on s'est toujours bien entendu. Quand j'étais A.S.H., on travaillait dans des services différents, mais dès que j'avais fini mon travail au premier, j'allais l'aider au deuxième.

Pierrette :

Dans mon cas, l'école d'aide-soignante, ça ne s'est pas fait immédiatement non plus. J'ai commencé en 1976. J'ai travaillé quelques mois, ensuite j'ai arrêté puis je suis revenue en 1977 pour travailler à l'Hospice. Quand le Long Séjour a ouvert, en 1980 je crois, j'ai été mutée à l'Équipe Centrale de Nettoyage, ou le « Gros Ménage » comme on disait avant.

Ensuite, monsieur H. m'a proposé de partir à l'école d'aide-soignante, mais j'ai refusé. J'étais partante, mais mon mari ne voulait pas. On me l'a proposé plusieurs fois et à chaque fois, je disais non. Je crois que mon mari ne voulait pas que j'évolue professionnellement, tout simplement. Il est un peu vieux jeu et puis, je ne sais plus en quelle année, j'ai été replacée au deuxième étage et j'ai commencé à faire les fonctions d'aide-soignante. Jusqu'au jour où mademoiselle C., la cadre, m'a dit : « Pierrette, je vous ai inscrite au concours de l'école d'aide-soignante. » Je l'ai regardée, j'ai dit d'accord. En fait, je n'ai pas osé dire non. Je suis allée au Greta de Reims avec d'autres filles pour faire évaluer mon niveau et ensuite, j'ai fait l'école et j'ai été reçue. C'était en 1995. Avant, je crois que les filles n'allaient pas au Greta. L'examen se faisait ici, à l'Hôpital de Fismes. Il y avait même des professeurs de français et de mathématiques du collège de Fismes qui venaient donner des cours aux filles.

Tout ça pour dire que je suis partie tard à l'école d'aide-soignante et que c'est grâce à mademoiselle C. Sans elle, je serais peut-être encore A.S.H. à l'heure qu'il est. La remise du diplôme avait lieu au mois de janvier, au moment des vœux du directeur. J'étais contente, c'était mon premier diplôme. Mais devenue aide-soignante, j'ai réalisé qu'on avait moins de temps auprès des résidents qu'en tant qu'A.S.H. D'ailleurs, combien de fois je l'ai dit : « Si j'avais su, je serais restée A.S.H. ! » En tant qu'aide-soignante, tu rentres, tu fais la toilette, tu ressors, tu vas dans une autre chambre, tu ne fais que ça.

Martine A :

Oui, parfois on a l'impression d'être à l'usine. On a l'impression de ne faire que des toilettes et des repas.

Pierrette :

Par contre, point positif, en tant qu'aide-soignante, tu as quand même l'impression d'être plus utile.

Martine A :

C'est vrai qu'on connaît mieux les résidents quand même... S'ils ont mal ou un problème quelconque, on le voit tout de suite.

Pierrette :

Physiquement, on est plus près d'eux, mais pour l'échange et les discussions, c'est plus limité.

Martine A :

On ne peut pas se permettre de rester trop longtemps.

Pierrette :

Et oui, mine de rien, on est quand même pris par le temps. Et c'est encore pire depuis qu'on est dans les nouveaux bâtiments. Si tu n'as que dix minutes pour faire la toilette, tu vas discuter un peu avec la personne, mais dix minutes, ce n'est pas beaucoup dans une matinée. Après, tu passes à quelqu'un d'autre et ainsi de suite. Tu ne fais quasiment que ça dans ta matinée. Pour la personne, ça ne fait pas beaucoup dix minutes.

Martine A :

On en voit combien des résidents qui nous prennent la main et qui nous disent : « S'il te plait, reste un petit peu... »

Pierrette :

On a un peu plus le temps de discuter avec eux au moment des changes, en début d'après-midi, car on est trois à ce moment-là. Le soir, c'est pareil, on n'est que deux à l'étage, comment veux-tu faire ? Tu es tout le temps obligée de regarder ta montre. Tout le temps. Moi, c'est ça qui me gêne le plus.

*

Françoise :

J'ai fait l'école d'aide-soignante en 1984. J'aurais pu la faire plus tôt, en même temps que Martine, mais je n'ai pas voulu. Il fallait faire une lettre et je n'avais pas envie.

Et en plus, je n'avais pas envie de passer l'examen. Parce qu'on passait un examen à l'époque de monsieur H. C'était idiot de ma part, car je faisais les fonctions d'aide-soignante, mais sans la paye. Dans ces conditions, autant faire l'école. J'ai perdu deux ans… Un an après, je suis donc allée voir monsieur H. pour lui demander de faire l'école. Il m'a dit : « Vous voyez, vous auriez dû partir l'année dernière ! » Et pour me punir, il m'a fait attendre un an de plus !

Avant de partir, j'ai dû passer un examen. On avait un résumé à faire, des exercices de mathématiques et des questions sur les sciences. Pour nous préparer, bien avant l'examen, on pouvait suivre des cours. Ça se passait ici, dans le grand salon, avec des professeurs du collège de Fismes. Par contre, si tu réussissais cet examen, tu rentrais à l'école d'aide-soignante sans passer le concours. C'est ce qui s'est passé pour moi et les deux autres filles qui sont parties avec moi. À l'école d'aide-soignante de Reims, les monitrices disaient qu'on était au top à Fismes. Aussi bien pour la pratique que pour la théorie. Il n'y a quasiment jamais eu d'échec. Monsieur H. était bien avec la directrice de l'école. De temps en temps, il téléphonait à l'école pour savoir si ça allait et chaque mois, on devait venir le voir pour lui montrer notre carnet et nos rapports de stage. Il vérifiait tout.

J'ai bien aimé l'école. Tu y apprends et tu y vois beaucoup de choses. L'ennui, c'est qu'après, ici, tu perds tout. On ne fait quasiment que des toilettes ici, alors forcément… J'aurais pu travailler à Reims si j'avais voulu. Il y a des filles qui me disaient : « Viens travailler avec nous ! » J'ai fait un stage en psychiatrie à Roux, un stage en chirurgie digestive à Robert Debré, un autre en neurochirurgie à Maison Blanche. Là aussi les filles du service m'ont dit : « Viens travailler avec nous. » Mais comme j'habitais à Fismes… Parfois, quand j'y repense, je me dis que j'ai peut-être été bête de ne pas partir à Reims. Je regrette un peu. Ça aurait peut-être été plus intéressant. Ici, en tant qu'aide-soignante, on fait toujours la même chose.

Pour la remise du diplôme, à l'époque, ça se passait dans la grande salle, devant tout le personnel. Le directeur t'appelait, il te remettait tes blouses blanches, bien pliées, bien repassées, et tu avais droit aux félicitations et à un bouquet de fleurs. Et ensuite, on buvait un coup !

*

Jacqueline :

Je suis partie à l'école d'aide-soignante en 1983. Pour moi, c'était une évolution logique après quelques années en tant qu'A.S.H. Et puis, il y avait la paye aussi... À l'époque, on passait un genre d'examen. Mais avant ça, on suivait des cours. Il y avait un peu de mathématiques, un peu de français, un peu de biologie. C'était bien, ça remettait à niveau. Ensuite, celles qui obtenaient les meilleurs résultats partaient. Je suis partie avec trois filles et j'ai obtenu mon diplôme un an plus tard.

Ça m'a plu de faire l'école. J'ai l'impression d'avoir appris pas mal de choses, notamment en pratique. C'est dommage qu'on ne s'en serve pas plus ici, mais on n'a pas le temps. Tu nous vois mettre une serviette sous le bras pour laver le bras, une serviette sous le visage pour laver le visage et ainsi de suite ?! C'est ce qu'on apprenait à l'école, mais ici, tu ne peux pas le faire. Ou alors tu fais une toilette pendant que tes collègues en font trois !

L'avantage avec le diplôme, c'est que tu peux travailler à plusieurs. Alors qu'en tant qu'A.S.H., on travaille souvent seule. Dans notre service, c'est encore différent, mais dans l'autre bâtiment, l'A.S.H. ne voit personne ! Et personnellement, je préfère travailler à plusieurs. Je me souviens qu'à l'époque où je travaillais à la Conciergerie, j'étais tout le temps toute seule. En plus, il n'y avait que des hommes, il fallait tout faire là-bas. Ça ne me plaisait pas. Je n'aime pas travailler seule.

*

Jocelyne :

J'ai fait l'école en 1996. Pas avant, car j'ai déjà attendu ma titularisation pendant dix ans ! Je suis partie à l'école avec Isabelle. C'était notre tour. Je me souviens qu'on nous a fait passer un test à Reims pour savoir si on avait besoin d'une remise à niveau. Il y avait des mathématiques et du français. Apparemment, ce n'était pas nécessaire. Cette année d'école s'est très bien passée. Tellement bien que je n'avais plus envie de revenir. C'est une année où tu apprends plein de choses, où tu vois plein de personnes différentes, beaucoup de soins, beaucoup de techniques. Tous les services que j'ai faits m'ont plu, sauf la stérilisation, que j'ai détestée. Et puis à la fin de l'année, j'ai décroché mon diplôme et je suis retournée travailler en Maison de Retraite, mais cette fois comme aide-soignante. Personnellement, j'ai fait en sorte de ne pas changer, mais le travail, lui, était différent. En tant qu'aide-soignante, tu t'occupes des gens, tu fais des soins, tu peux être amenée à aider l'infirmière. Ce ne sont pas les mêmes responsabilités non plus.

L'évolution du métier

Jacqueline :

Déjà, quand j'ai commencé, on n'avait pas les couches. On utilisait deux alaises, une en tissu et une en plastique. Le tout était scotché, mais ça passait quand même à travers.

Isabelle :

Tu mettais ça au sale, c'était une infection. Tu vois, je ne sais même plus quand on est passé aux changes complets… C'est vrai qu'il y a eu une évolution au niveau du matériel. Maintenant, on peut dire qu'on a du matériel adapté. Ne serait-ce que les lèves-malades. Avant, on était tout le temps en train de porter et on n'avait rien pour nous aider. C'était fatigant. Par contre, sur d'autres plans, comme la communication avec la hiérarchie par exemple, je trouve que ça n'a pas évolué. La seule fois que j'ai vu un mieux, c'est quand j'ai travaillé avec monsieur O., le cadre de santé. J'ai travaillé pendant trois ans avec lui et je reconnais que c'était différent. Tu apprécies quand le cadre te dit : « Merci d'être revenue » ou quand il accepte de te donner un petit quart d'heure par exemple. Après tout, on rend bien service, alors pourquoi ça ne marcherait pas dans l'autre sens ? Ça me parait normal, non ? Mais monsieur O., c'est le seul que j'ai vu travailler dans cet esprit-là. En plus, il n'était pas du genre à essayer de nous fliquer. Du coup, ça se passait bien. Parce qu'il ne faut pas croire, on n'a pas besoin d'être fliqué pour que ça se passe bien ! On sait ce qu'on a à faire ! Ça, c'est un peu le reproche que je ferais. Ici, on vient toujours nous voir pour le négatif, mais pour le positif, on ne nous dit jamais rien.

C'est pour ça que j'ai apprécié de travailler avec lui. Je lui ai dit d'ailleurs : « Moi ce que j'apprécie chez vous, c'est que vous nous faites confiance. »

*

Françoise :

Dans le temps, pour les escarres, écoute bien, on faisait des préventions avec du savon de Marseille ! Carrément le gros carré ! On se savonnait bien la main et on frottait l'escarre, la main directement sur la plaie du malade ! Sans protection, sans rien ! Je me rappelle d'une résidente, elle avait une escarre d'au moins vingt centimètres de large !

Pierrette :

On n'utilisait pas de gants, rien ! Il y a même eu la période où on les séchait avec le sèche-cheveux !

Martine M :

Et encore, c'était plus logique par rapport à ce qu'on fait maintenant… C'est vrai qu'on voyait des escarres énormes dans le temps. C'était même inimaginable des trous aussi énormes dans la peau. Moi, j'en étais choquée. Heureusement, maintenant, on n'en voit quasiment plus. À ce niveau, il y a donc eu une sacrée évolution. Ça a commencé avec l'arrivée de madame L., la cadre de santé. Ce n'était plus les soeurs qui décidaient et automatiquement, la prise en charge des résidents s'en est ressentie. Les sœurs laissaient les résidents dans les lits alors que madame L. demandait à ce qu'on les lève le plus possible. Grâce à ça, il y a déjà eu un mieux. Ensuite, il y a eu l'apparition des changes qui a amélioré le confort des résidents. C'est beau aussi de voir l'évolution… Aujourd'hui, une aide-soignante qui débute ne vivra plus ce qu'on a vécu. Avant, le métier était dur physiquement, mais maintenant, il est dur physiquement et moralement. Avant, les résidents arrivaient chez nous fatigués. Mais c'était leur corps qui l'était. Tandis que maintenant, c'est sur tous les plans. Et c'est difficile à gérer pour nous. Avant, tu pouvais aller t'asseoir avec une personne âgée pour discuter, mais aujourd'hui, combien de résidents en sont capables ? Tout ça pour dire qu'aujourd'hui, la prise en charge des soins devrait être différente. S'il y avait un peu plus de personnel pour s'occuper des gens, ceux qui sont désorientés en particulier, ça irait beaucoup mieux. Il n'y a pas que les soins, il n'y a pas que l'hygiène, il n'y a pas que la toilette ! Plutôt que de faire une fixation sur l'hygiène des résidents, on ferait peut-être mieux de prendre du temps pour eux et avec eux.

Pierrette :

Dans le temps, le travail était dur. On travaillait sans confort. À l'Hospice, on trimballait tout le matériel sur un chariot : les brocs, les cuvettes, et il fallait en plus aller chercher l'eau dans le cabinet de toilette !

*

Patricia R :

Au début des années 1980, on utilisait un système de lange avec des alaises pour les gens incontinents. Tu vois ce que portent les sumos ? Et bien c'était à peu près la même chose ! *(rires)* On commençait par poser une alaise en plastique très dure qui se rabattait de chaque côté. Sur cette alaise en plastique, on mettait une alaise en coton qui recouvrait complètement celle d'en dessous pour ne pas que la personne soit en contact avec le plastique. Au-dessus de cette alaise, on faisait un pliage avec une autre alaise en coton, dans laquelle on plaçait un tétra (une couche blanche qu'on utilise maintenant pour dégrossir les selles) de forme rectangulaire. Les hommes, on leur enroulait le pénis avec des tétras. On mettait le pénis contre le pubis, c'est-à-dire dirigé vers le nombril puisqu'à cette époque on nous apprenait que c'était la position physiologique. On faisait passer l'alaise entre les cuisses, on rabattait le dessus et on attachait le tout avec un scotch en tissu rose, un genre de sparadrap. Je ne te dis pas, quand tu l'enlevais, tu arrachais tout avec ! Pour les femmes, on faisait la même chose, sauf qu'au lieu d'enrouler le pénis, on faisait un bouchon. C'est-à-dire que ta tétra, tu la roulais et tu la mettais au niveau des lèvres. Les gens étaient incontinents, il fallait bien s'adapter…

Dans le temps, les lits étaient évidemment non médicalisés. Pour redresser les gens, les faire manger par exemple, on utilisait des cadres en ferraille qu'on plaçait entre le matelas et l'oreiller. C'était un cadre fixe avec des barres en fer soudées pour faire un angle. À l'intérieur, pour poser l'oreiller, il y avait un système de treillage en plastique, comme du fil à scoubidou. On pouvait régler l'angle du cadre, pour que la personne soit bien droite ou alors allongée. Quand la personne avait fini de déjeuner, tu enlevais le matériel et tu le rangeais sous son lit. Ça signifie que la personne était quasiment tout le temps allongée. Les sommiers étaient en ferraille, mais la tête de lit et le pied de lit ne bougeaient pas alors pour surélever les pieds, on utilisait des cales en bois. Je crois qu'il y avait déjà quelques potences, mais je ne me souviens plus comment elles tenaient.

Pour les toilettes, au lieu d'avoir des gros chariots à soin comme maintenant on utilisait des petits chariots. On y mettait juste nos produits, comme le mercurochrome et l'eau oxygénée par exemple. Maintenant, tous ces produits sont obsolètes. Pour raser les messieurs, on utilisait une espèce de savon en crème et un blaireau. Ah, je te promets que tu n'avais pas d'allergies avec ça ! Par contre, je n'arrive pas à me souvenir comment étaient les rasoirs...

Pour la toilette, on utilisait du savon de Marseille, mais le gros pain, et de l'eau de Cologne. Les savons parfumés et tous les produits qu'on a maintenant n'existaient pas ! L'eau de Cologne, c'était de l'alcool à 70° mélangé à de l'eau de lavande. On appelait ça de l'alcoolat de lavande. On la commandait à la pharmacie qui nous en préparait des bidons de cinq litres. Tu savonnais ton gant de toilette avec ton savon de Marseille. Ensuite, avec une pipette, tu mettais quelques gouttes d'alcoolat de lavande sur le gant. Déjà parce que ça sentait bon et aussi parce qu'on était persuadé que l'alcool à 70° et à 90° étaient des désinfectants, ce qui est totalement faux bien sûr. On faisait même des désinfections de mobilier à l'alcool à brûler, je ne sais pas si tu vois ! Maintenant, on sait que ça entraîne une prolifération des germes, mais à l'époque, on n'en savait rien. On suivait ce que les anciennes nous disaient. Heureusement, les filles sont parties à l'école d'aide-soignante et là-bas, elles ont appris de nouvelles techniques.

Pour les médicaments, tu avais des référentes, généralement des anciennes aides-soignantes. Ensuite, ça a été notre tour. Moi, j'ai commencé à distribuer les médicaments au bout de six ou huit mois peut-être. Il fallait quand même qu'ils aient confiance ! *(rires)* C'est arrivé un beau jour, alors que je n'avais pas de diplôme, très peu d'expérience et surtout, aucune connaissance des médicaments ! Viviane, une aide-soignante, m'a simplement dit : « On a besoin de gens plus qualifiés, il faut que tu montres ce que tu sais faire. Tu sais faire les toilettes, et bien maintenant, tu vas donner les médicaments ! Je vais t'apprendre à faire des injections d'anticoagulants, les analyses d'urine (il s'agissait de bandelettes à tremper dans l'urine), mais pour l'instant, tu ne feras pas les pansements d'escarre. » Avec le recul, je trouve ça dingue, car j'étais encore A.S.H. Mais à l'époque, c'était comme ça, c'était normal.

En parlant d'escarres justement, quand je pense que les anciennes aides-soignantes faisaient des pansements d'escarres alors que maintenant, on n'a même plus le droit de mettre du mercurochrome ou de l'éosine à une personne ! Elles bourraient l'escarre de compresses. En cas de nécroses, elles les découpaient avec des cutters. Et je ne te parle pas de cutters à usage unique ! Ça n'existait pas. Tout le matériel de soin (pinces, ciseaux, seringues en verre, etc.) était mis à tremper dans de l'alcool. On laissait tremper quinze, vingt minutes. Ensuite, on rinçait bien. Les seringues étaient séchées avec des tétras puis rangées dans des boîtes en inox. Les boîtes étaient ensuite passées au poupinel. C'était un appareil à stériliser. Ça stérilisait, mais bon, ce n'était pas non plus un truc neuf… Donc, pour en revenir aux aides-soignantes, elles découpaient les tissus nécrosés pour voir si ça saignait en dessous. En fait, on était complètement à l'opposé de tout ce qu'il fallait faire ! Mais ce qui est intéressant, c'est justement l'évolution. Je pense que notre génération a connu une évolution ultra rapide.

*

Annick :

Quand j'ai commencé, pour tout ce qui est hygiène, désinfection, on ne faisait sans doute pas ce qu'il fallait. On nettoyait des plaies avec des petits bouts de coton alors que c'est la chose à ne pas faire. Il faut utiliser une compresse, mais surtout pas de coton. Sauf qu'à l'époque, on n'avait pas beaucoup de compresses. Je me souviens qu'on faisait nos cotons nous-mêmes. Parfois, on passait des après-midi entiers à détacher puis rouler en petites boules des morceaux de coton, avant de les ranger dans des sachets. On faisait aussi nos pansements américains avec des morceaux de ouate qu'on découpait nous-mêmes et qu'on posait au milieu d'une compresse. On en faisait une pile qu'on déposait telle quelle dans une armoire. On passait les instruments à l'alcool avant de les ranger dans uneboîte en inox qui elle aussi était nettoyée à l'alcool parce qu'il fallait que ça brille dans le temps ! Le problème, c'est que depuis, on a appris que l'alcool fixe les microbes. On faisait donc le contraire de ce qu'il fallait… Après, on passait la boite dans un poupinel, un appareil censé désinfecter normalement. Je dis normalement parce qu'avec le recul, j'ai des doutes… *(rires)*

Autre exemple, pour les préventions d'escarre. Nous, on nous a appris à pétrir. C'est-à-dire qu'on pétrissait la peau à deux mains avec le bout des doigts, même sur l'escarre. Ce sont les vieilles aides-soignantes qui nous avaient montré. On le faisait à mains nues vu qu'on ne portait pas de gants. Il fallait pétrir jusqu'à ce que ça saigne. Quand ça saignait, c'était bon signe. On passait un glaçon à même la peau et ensuite, on passait le sèche-cheveux. Sauf qu'après, tu arrives à l'école d'aide-soignante et là, on t'apprend qu'il faut juste effleurer. Ça veut dire que pendant des années et des années tu as pétri énergiquement, et tout à coup on t'explique le contraire. Ça ne les étonnait pas vraiment à l'école d'aide-soignante, car même à Reims, avant, les vieilles aides-soignantes faisaient comme nous.

Quand j'y repense, c'est vrai qu'au début, question hygiène, ça laissait un peu à désirer… Il faut dire qu'on n'avait pas autant d'informations. Déjà, pour commencer, on se lavait moins les mains. En gros, on se les lavait à la fin de la journée ! *(rires)* Non, mais il faut être honnête ! Ce n'était pas de notre faute, on ne le savait pas ! Sur les questions d'hygiène, je dirais que ça a commencé à bien évoluer un peu avant que je parte à l'école. Il y a donc une vingtaine d'années à peu près. Là, on a senti une évolution. Et maintenant, je crois que c'est l'excès inverse. Pour un soi-disant lieu de vie, je trouve que c'est trop. Mais je pense qu'on avait besoin d'un changement quand même. Avant, c'était trop archaïque. Mais encore une fois, c'est la faute à personne, on ne savait pas. Et celles qui nous ont appris le faisaient de bonne foi. C'est ce qu'on leur avait expliqué à elles aussi… Tu te rends compte, tes blouses, tu les prenais chez toi pour les laver ! Et le pire, c'est qu'il n'y a jamais vraiment eu de problème. On a eu des épidémies de diarrhée parfois, mais sans plus. Et en tout cas pas plus que maintenant !

*

Martine Al :

En tant qu'aide-soignante, il y a des choses qu'on faisait avant et qu'on ne peut plus faire : la distribution des médicaments, les gouttes, la pose des patches médicamenteux. La nuit, on faisait les « calci » (calciparine), les petites piqûres dans la cuisse ou dans le ventre. Quand je suis arrivée, on faisait même les piqûres intra musculaires ! Et des fois, toujours la nuit, on faisait des injections de médicaments aux personnes perfusées en intraveineuse. Quand tu téléphonais au médecin, il te disait : « Faites une piqûre d'une demi-ampoule de ceci et d'une demi-ampoule de cela ! » Pareil pour l'alimentation. Tu mettais l'alimentation dans une grosse seringue et tu alimentais la personne. La sonde était branchée directement à l'estomac. Ça existe encore maintenant, mais on n'a plus le droit d'y toucher, car c'est considéré comme un soin infirmier. Il n'y avait pas non plus de couches, ni de protections. Et c'est vrai que les hommes portaient beaucoup de sondes urinaires. On utilisait des penilex. C'était comme un préservatif qu'il fallait enfiler au bout du pénis et qui était raccordé par une sonde à un collecteur à urine. Un peu comme les collecteurs à urine qu'on utilise aujourd'hui sauf qu'aujourd'hui, les sondes sont dans le pénis. Des fois, ça ne tenait pas alors tu devais mettre de l'adhésif tout autour. Tu mettais ça tous les matins quand tu faisais la toilette. Il y avait un certain nombre de résidents qui en portaient, la nuit surtout. Ça évitait de refaire le lit plusieurs fois dans la nuit.

Au niveau du matériel, ça a évolué aussi. Quand j'ai débuté, il fallait tout nettoyer, tout stériliser. Les infirmières faisaient encore des injections avec des seringues en verre. On les stérilisait dans un poupinel. Pareil pour les compresses.

Nous, les anciennes, les cours d'hygiène qu'on a maintenant, ça nous fait rire. Parce que dans le temps, il n'y avait pas toute cette hygiène et on n'attrapait pas de maladies pour autant. Maintenant quand tu fais un change, tu dois mettre la couche dans un sac poubelle, puis mettre le sac poubelle dans un autre sac poubelle... Tu ne vois pas les manipulations qu'on a en plus ?! Sans compter que ça a un coût. En ce qui concerne les produits, ça a évolué aussi. Avant, on n'en avait pas autant. Notre désinfectant, c'était le Dakin. C'était comme de l'eau de Javel. Ça désinfectait bien. Je me souviens qu'on nettoyait les escarres avec… D'ailleurs, on n'en voit plus d'escarres maintenant.

Autre changement : le port des gants. Dans le temps, on ne mettait pas des gants pour un oui ou pour un non. C'est vrai qu'il y a un gaspillage aussi à ce niveau-là. Moi, une fois que j'ai fini ma toilette, j'enlève mes gants, car je n'arrive pas à habiller les résidents avec. Pour boutonner les chemises ou les robes, ce n'est pas pratique. Par contre, point positif, maintenant on a les bannettes pour mettre le linge sale quand on fait les toilettes. Il faut reconnaître que c'est pratique. Mais globalement, pour tout ce qui touche à l'hygiène, ça va un peu trop loin. Car quand tu regardes bien, ce qu'on faisait avant marchait aussi bien. Et il n'y avait pas plus d'infections. Sans compter qu'il faut toujours apprendre de nouvelles choses, changer de méthode, etc. À force, ça finit par devenir usant. Surtout quand tu arrives en fin de carrière, comme moi. Dernier exemple en date : l'ordinateur et le logiciel Osiris. Il faut qu'on apprenne à l'utiliser. Sachant que j'arrête dans quelques mois, je ne me vois pas me mettre à réapprendre tout un tas de trucs pour si peu…

*

Nicole :

Il y a eu une évolution. Disons qu'après l'école d'aide-soignante, tu travailles d'une certaine manière. Moi, j'ai fait l'école il y a environ vingt-cinq ans et j'ai toujours gardé la même façon de travailler, que ce soit pour les bains de pied, les shampoings, etc. Forcément, les méthodes ont changé depuis. C'est pour ça que maintenant, quand il faut encadrer des élèves, je demande aux jeunes aides-soignantes de le faire. Un exemple, quand j'ai appris, on prenait des compresses pour couper les ongles de pied. Maintenant, ça ne se fait plus. On prend du papier ou des serviettes, mais on ne prend plus de compresses, ça coûte trop cher. Et puis, on a des capiluves maintenant pour faire des shampoings au lit. On ne les avait pas avant. Ce sont des bacs en plastique qui se gonflent. C'est bien pratique. Les résidents sont allongés, tu glisses le capiluve sous leur tête, tu le remplis avec un tuyau relié à une poche, ce qui permet à l'eau de s'écouler doucement. On a connu ça au S.S.I.A.D., avec madame P., la cadre de santé. Après, on en a demandé dans le service. On en utilise depuis une dizaine d'années. Avant, il fallait installer les personnes en biais et poser une cuvette sur une petite chaise. Ce n'était pas pratique, on mettait de l'eau partout et en plus, c'était inconfortable pour les personnes. Mais le grand changement, c'est quand même l'arrivée des protections jetables. Là, ça a tout changé. De mémoire, je dirais que ça date de la fin des années 1980. Avant, on fabriquait des genres de protections avec des alaises en tissu et des tétras qu'on scotchait, mais ce n'était pas efficace. Après le repas de midi, il fallait faire le tour du service pour changer tout le monde et refaire les lits parce que bien évidemment, avec ce genre de protections, si la personne était mouillée, le lit l'était aussi. Je ne te dis pas le travail pour les lingères ! On protégeait les matelas avec des alaises en plastique pour limiter les dégâts, mais maintenant, c'est encore mieux puisque les matelas sont complètement enveloppés dans une alaise en plastique. C'est pareil, dans le temps, on passait le Dakin pour désinfecter les alaises en caoutchouc. Maintenant, il y a le Surfanios (un nettoyant désinfectant à diluer). Ça nous évite de rincer et de faire des mélanges. C'est super, ça. Sur le plan pratique, il y a donc un vrai progrès. On est beaucoup mieux équipé. Et puis dans le temps, les personnes âgées étaient quasiment toutes valides. Si on avait cinq fauteuils roulants sur les quarante, c'était le grand maximum. Les gens rentraient plus tôt en institution.

*

Patricia B :

On avait beaucoup moins de matériel qu'aujourd'hui. On avait moins de facilités.

Elisabeth :

On n'avait pas de couches, on utilisait des alaises.

Patricia B :

Ce n'était pas très efficace. D'ailleurs, ça coulait partout. On mettait le linge dans des grosses corbeilles qu'on portait à bout de bras. Et puis on n'avait pas de lèves-malades à l'époque. Malgré tout, j'ai l'impression qu'il y avait moins d'accidents que maintenant. En tout cas, il n'y avait pas autant de problèmes de dos. Il n'y avait pas de lave-vaisselle non plus. On la faisait à la main. Je me souviens encore des grosses gamelles qu'on utilisait ! Les grands-mères les lavaient et nous, on les essuyait.

*

Béatrice :

J'ai vu une évolution du matériel. Comme on a pu te le dire, il n'y avait pas de change complet donc à ce niveau-là, on a connu une grosse évolution. Par contre, il y a une évolution dans le mauvais sens. Je trouve qu'il y a de moins en moins d'humanité. Avant, on avait le temps de parler aux personnes âgées, de prendre du temps avec elles. Maintenant, dès que le travail est terminé, on passe à la chambre d'à côté. Déjà parce qu'on est moins nombreuses et ensuite parce que la population a changé. Je trouve que ça ne fait plus maison de retraite. Ça fait plutôt hôpital maintenant. Quelquefois, pas tout le temps, mais quelquefois, on a l'impression de travailler un peu « à l'arrache ». On est très « heuré » et on n'a plus vraiment le temps de discuter avec les personnes. Tu finis les changes et le repas arrive aussitôt. Et dès que le repas est terminé, il faut les coucher. Disons que j'ai l'impression que notre travail est plus robotisé.

Au niveau du matériel, la plus grosse évolution concerne l'hygiène. Le jetable, c'est quand même nettement mieux. Et je crois que le mieux dans tout cela, c'est les changes jetables. Ça, c'est une vraie belle évolution. C'est vrai que ça représente un très gros budget, mais ça vaut le coup. Si tu savais les odeurs qu'on supportait avant ! Dès que tu mettais un pied dans le service, tu avais cette odeur qui te prenait au nez. C'était terrible ! Et du jour où les changes jetables sont arrivés, l'odeur a presque disparu. Il n'y a qu'à voir maintenant, ça ne sent plus dans les services, sauf exception.

*

Jocelyne :

Le plus marquant, c'est les protections. En 1984, j'ai fait les nuits pendant un an avec Isabelle. En ce temps-là, ils ne regardaient pas, ils prenaient des A.S.H. pour faire des nuits. Il n'y avait pas de protections, alors on emmaillotait les gens avec des grandes alaises remplies de tétras qu'on roulait pour faire un peu tampon. Tu faisais ta tournée à vingt-et-une heures mais quand tu repassais à minuit, tu pouvais tout changer, les draps, tout ! Tu avais des tonnes de linge qu'il fallait en plus descendre au sous-sol. C'était terrible ! Une vraie puanteur ! Il y a sans doute eu d'autres changements auxquels je ne pense pas forcément, mais pour moi, c'est ça le gros changement.

Généralement, c'est quand on travaille avec des élèves qu'on s'aperçoit que les pratiques changent. Sinon, pour en revenir à l'évolution, je trouve qu'avant on était plus proches des résidents. On les tutoyait facilement par exemple, alors que maintenant, on n'a plus le droit. On le fait encore plus ou moins quand même... Quand tu as des personnes qui restent longtemps dans le service, tu as tendance à les appeler par leur prénom. C'est naturel. Avant, ça faisait comme une petite famille dans les services, tandis que maintenant, ça fait beaucoup plus hôpital. D'ailleurs, on nous demande de considérer les résidents comme des clients.

Les difficultés du métier

Martine M :

Quand on a commencé, il fallait vider les crachoirs, car on n'avait pas de crachoirs jetables. Et comme quasiment tous les hommes crachaient, ça en faisait un sacré nombre ! Mais aujourd'hui, il n'y en a presque plus qui crachent. Et ça, mine de rien, c'est une évolution.

Françoise :

Pourtant, les hommes avaient tous leur mouchoir à carreaux dans le temps... C'est vrai que de 1975 à 1980, on a eu beaucoup de crachoirs. Ça s'est calmé à partir de 1980.

Martine M :

C'était vraiment dégoûtant. Ça te soulevait le cœur tellement c'était dégoûtant…

Françoise :

Surtout que c'était vraiment des gros crachats.

Martine M :

Ça me rappelle une anecdote… Je m'en souviendrai toute ma vie. Françoise était chez les hommes, moi, chez les femmes. Il fallait que je vide le crachoir de madame P., car les femmes aussi crachaient. Je détestais vider les crachoirs, ça me donnait envie de vomir. Je prends le crachoir, je ne me sentais pas bien rien qu'à l'idée de l'avoir en main, je m'approche du W.C. pour actionner la poignée et là, « bing ! », la porte qui s'ouvre ! Je te laisse imaginer la suite. Il y en avait partout, sur la porte, parterre. J'en aurais vomi ! C'était trop pour moi. J'ai appelé Françoise à l'aide : « Françoise ! Françoise ! Viens, s'il te plait ! » *(rires)*

Je me souviens encore du nom de cette dame, car c'était une personne charmante. Même après tant d'années, je ne l'ai pas oubliée.

Françoise :

(rires) C'est vrai ça, elle ne peut pas. Les crachats et le vomi, elle ne peut pas.

Martine M :

Sinon, en dehors des soins, le plus difficile, c'est de voir certaines personnes décliner, aussi bien moralement que physiquement. Ça, c'est une chose que j'ai toujours du mal à accepter. Et avec le temps, je remarque aussi que ce qui devient de plus en plus lourd à gérer, ce sont les familles. Donc finalement, quand on regarde bien, le problème ne vient pas trop des résidents.

*

Martine A :

La nuit, il fallait vider tous les urinaux et les crachoirs, mais comme on ne pouvait allumer que les veilleuses, on ne voyait pas clair. Parfois, on glissait sur des crachats, car certains résidents ne se gênaient pas pour cracher par terre !

Pierrette :

Quand on part en vacances, surtout les vacances d'été, et qu'on revient, on a du mal à supporter les odeurs.

Martine A :

Ah, les odeurs ! Quand je reviens de vacances, je me dis : « C'est pas possible ! Qu'est-ce que ça sent mauvais ! » Ça dure une demi-journée et après, c'est reparti, je n'y fais plus attention.

Pierrette :

Oui, après on est dedans, c'est le cas de le dire... On n'y pense plus. Même quand les résidents en sont couverts de la tête au pied, ça ne nous dérange plus. Des fois, on se repasse quand même les choses à faire. Toi, Martine, tu n'aimes pas faire les pieds par exemple…

Martine A :

Ah non, je n'aime pas ça ! *(rires)*

Pierrette :

Donc, c'est moi qui les fais. On se passe les trucs entre collègues. Moi, il n'y a rien qui me gêne, je crois…

Martine A :

Je me souviens que même à l'école d'aide-soignante, quand on apprenait les massages de pieds, je ne supportais pas qu'on me les touche ! Je touche quand même ceux des résidents pour les laver, mais je mets des gants. Par contre, couper les ongles, non ! Je ne peux pas. Ils le savent tous ici. Il faut dire que j'ai la chance d'être tombée sur des collègues qui m'ont toujours dit : « Ne tinquiète pas, je vais le faire. » Franchement, pour ça, je n'ai jamais eu de problème. Depuis que je suis aide-soignante, tout le monde sait que je n'aime pas m'occuper des pieds, du coup mes collègues le font à ma place.

Pierrette :

Certains collègues, c'est le vomi qu'ils ne supportent pas. Moi, à bien y réfléchir, c'est peut-être plus les crachats qui me gênent… Quand j'ai débuté, on n'avait pas de crachoirs jetables. On utilisait des crachoirs en émail, alors on était obligé de les vider puis de les laver. C'était dégoûtant. Et ce n'étaient pas des petits crachats de salive !

Martine A :

Oui, toi, c'est peut-être plus les crachats. Souvent, c'est moi qui les fais.

Pierrette :

Par contre, au début, les excréments, ça fait bizarre. Mais après on s'y fait.

Martine A :

Eh bien moi, heureusement que je m'y suis fait, car je n'ai toujours que ça ! *(rires)*

Pierrette :

N'importe comment, si on ne s'y fait pas, il faut changer de métier.

*

Nicole :

Dans le temps, j'avais du mal avec les escarres, c'est vrai. Quand l'infirmière venait soigner des escarres, je partais. Je ne supportais pas. Pour le reste, je me dis que c'est mon travail, que c'est mon devoir de rendre les personnes propres. Ce qui m'écoeure le plus, ce sont les vomissements. Ce ne sont pas trop les diarrhées, ni les crachats. Mais il y a des filles, les crachats, elles ne peuvent pas. Moi, ce sont les vomissements que je ne supporte pas. Je vomirais avec la personne. Encore maintenant… Mais comme parfois on n'a pas le choix, je fais avec, je suis bien obligée.

Les odeurs, on s'y fait. Mais le plus dur, c'est au retour des vacances. Alors là, il faut s'accrocher. Ça ne dure pas, mais généralement, la première matinée est un peu difficile et puis ça finit par passer. On ne s'en rend plus compte à force d'être toujours dedans.

*

Jacqueline :

Moi, rien ne me dérange.

Isabelle :

Personnellement, le travail ne m'a jamais dérangé. Même en tant qu'élève en B.E.P. sanitaire. J'étais pourtant jeune puisque j'avais seize, dix-sept ans. Au niveau des odeurs par contre, c'est vrai que quand tu rentres de vacances, ce n'est pas évident. Tu les sens de nouveau. Il faut se réhabituer. Mais ce n'est pas gênant. Tu sens une odeur, ça s'arrête-là.

Jacqueline :

Ça fait partie de notre travail.

Isabelle :

Oui, à force, on n'y fait plus attention.

Jacqueline :

Ah si, il y a quand même les crachats ! J'ai toujours eu beaucoup de mal avec les crachats.

Isabelle :

Dans notre service, il y avait une fille que ça ne dérangeait pas. Alors la pauvre, elle y avait droit à chaque fois : « Marilyne, viens voir, il a craché. Tu ne pourrais pas le ramasser s'il te plait ?! » Parce qu'il y a le crachat, mais il y a aussi le crachoir à vider après ! *(rires)*

Jacqueline :

Oui, les crachoirs, c'était horrible !

Isabelle :

Et avant de les vider, il fallait que tu regardes ! Pour voir si l'aspect était douteux. Et il fallait les vider et les laver ! Et tu vois, ça, c'était une horreur. Rien que d'y penser, ça me soulève le cœur ! Heureusement, nous, ça allait, on avait toujours Marilyne qui adorait ramasser ça ! *(rires)*

*

Annick :

Dans le temps, il y avait beaucoup d'escarres. On en voyait des noir, noir, noir ! Tu arrachais ça par morceaux entiers ! Moi, ça ne me dérangeait pas, mais mes parents n'ont jamais compris comment je pouvais faire, car étant jeune, je ne supportais ni la vue du sang, ni l'odeur d'urine, bref, toutes ces choses un peu difficiles. Je crois que c'est parce que j'aimais ce que je faisais. Quand tu travailles, tu es concentrée, alors tu ne vois plus vraiment ce qui peut paraître difficile pour les gens. En tout cas, moi, ça ne m'a jamais dégoûté. Pareil pour les toilettes, ça ne m'a jamais dégoûté. Même une peau abîmée, ça ne me dérange pas. Maintenant, c'est plus simple, car on a des gants, mais avant, on travaillait sans gants. Bon, on se lavait les mains, mais ce n'était pas non plus comme maintenant. On n'avait pas les désinfectants qu'on a aujourd'hui. C'était à la savonnette. Ou alors à l'alcool, mais ce n'était pas bon, donc…

Il y a une chose par contre avec laquelle j'ai toujours eu du mal, c'est les crachats. J'avoue que dès que je pouvais me défiler pour ne pas les nettoyer, je me défilais ! *(rires)* Ça, franchement, ça me rendait malade. J'en aurais vomi, je te jure ! Maintenant, c'est différent, il y a des crachoirs jetables alors tu les prends et tu les jettes. Mais encore maintenant, quand je vois un crachat, j'ai du mal à le ramasser. Parfois, tu en trouves dans les lits, voire même dans des assiettes, et tu dois les ramasser, c'est terrible ! C'est bizarre, mais les crachats, ça ne passe pas. Même au bout de tant d'années, je ne peux toujours pas. Quand je n'ai pas le choix, qu'il n'y a personne d'autre, je le fais, mais c'est très difficile.

*

Elisabeth :
Pour moi, c'est vider les pistolets. Et les crachoirs ! Ça aussi c'était l'horreur !
Patricia B :
Ah, les crachoirs, c'était l'horreur ! Même encore maintenant, ça me dégoûte !

*

Béatrice :
Je ne vois rien de difficile. Par contre, je pense qu'il vaut mieux être soit de jour, soit de nuit, mais ne pas faire

les deux. Je pense que l'alternance n'est pas bonne du tout pour le sommeil.

Pour en revenir aux aspects « difficiles », ça m'est arrivé une seule fois d'avoir un haut-le-cœur. Evidemment, je m'en souviens... C'était un matin, vers cinq heures, je commençais à avoir faim. Je devais vider un urinal, mais le résident avait craché dedans. Entre l'urine et le crachat, j'ai failli vomir ! C'est la seule fois.

*

Jocelyne :

Les manipulations. Dans notre métier, on tourne les gens dans leur lit ou on les remonte à longueur de journée. On a du matériel, mais on ne peut pas s'en servir pour tout le monde. Quand on était encore dans l'autre bâtiment, on avait un monsieur qu'on avait beaucoup de mal à lever de son fauteuil. On a donc reçu des cours de manipulation. Sauf qu'il y a des choses qu'on apprend, mais qu'on ne peut pas mettre en pratique avec certaines personnes. C'est le problème...

Sinon, ce sont les crachats qui me rebutent le plus. Alors ça, non, je ne peux pas. Parfois, tu mets la main dans un crachat sans t'en rendre compte... C'est l'horreur ! *(rires)* Et le vomi aussi. Au début, je ramassais en détournant le regard. J'y allais un peu à tâtons, je ne voulais pas trop regarder. Maintenant, j'ai un peu moins de mal à le faire, mais je crois qu'on ne s'y habitue jamais vraiment. Ce n'est pas agréable, mais je le ramasse quand même, on n'a pas le choix ! Il faut le faire, un point c'est tout. Les odeurs aussi, c'est difficile... Même maintenant, même avec l'expérience. Des fois, tu rentres dans une chambre, ça te prend à la gorge tellement ça sent mauvais. Ça dépend aussi des jours, ça dépend de ton humeur, mais c'est sûr qu'au bout d'un moment, tu es obligée de te mettre une carapace.

La maltraitance des résidents à l'encontre des aides-soignantes

Annick :

Maintenant, la mode, c'est de dire que les soignantes sont maltraitantes. À écouter les gens, on passerait notre temps à maltraiter les résidents ! Mais on ne parle jamais de la maltraitance dans l'autre sens. Celle des résidents envers les agents. Tu sais, quand tu fais des toilettes et que tu es mordue, pincée, qu'on te tape dessus, qu'on te crache dessus, qu'on t'insulte et qu'il faut que tu restes-là sans broncher, au bout d'un moment, ça devient difficile. Il faut drôlement prendre sur soi. Surtout que maintenant, c'est très fréquent. On y a le droit tous les jours. Parfois, on doit se mettre à trois pour faire une toilette !

Sur le moment c'est difficile, mais en moi-même, je me dis que ce n'est pas moi qu'ils insultent. C'est la tenue, ce que je représente. C'est en psychiatrie que j'ai appris ça. Ça m'aide. Et puis, j'ai un caractère à ne pas prendre les choses personnellement. Après, chacun réagit différemment et trouve sa manière de dépasser les choses. On a tous des façons de faire différentes qui sont fonction de notre caractère et de notre tempérament. Personnellement, je sais que je n'aime pas trop les brusquer. Je me dis que ce sont des braves gens qui ont travaillé toute leur vie et qui se retrouvent-là, alors le jour où ils veulent rester au lit ou qu'ils ne veulent pas manger, je n'insiste pas, c'est leur choix. Mais attention, après, il faut voir aussi au cas par cas. J'essaie donc d'être attentive, de les respecter dans leurs envies. Pour moi, c'est primordial. Je me mets beaucoup à leur place. Je me dis que si c'était moi, je n'aimerais pas qu'on m'oblige. Ce sont des personnes âgées, mais ce ne sont certainement pas des gamins !

Même si comme je le disais précédemment, il faut penser que ce n'est pas à toi que la personne en veut, ça ne protège pas des coups, et à force tu es obligée de te fabriquer une carapace. Pour tenir et continuer. Tu es obligée, sinon tu ne tiendrais pas le coup.

Et puis parfois, ça coince. Il y a des choses qu'on ne peut pas faire, ça arrive. Par exemple, des toilettes difficiles… Une toilette difficile, c'est quand le courant ne passe pas trop avec la personne. Dans ces cas-là, tu délègues à une copine. Ça peut arriver que tu ne sois pas bien un jour. Tu dis à ta collègue : « La toilette, tu la feras. Moi, je ne peux pas la faire. » En général, il n'y a pas de problème, on s'entraide. Une autre fois, ça marchera dans l'autre sens, c'est moi qui irai à sa place. Il faut être honnête, parfois, il y a des résidents avec qui ça ne passe pas, c'est humain. Et de l'autre côté, c'est pareil, on ne peut pas plaire à tout le monde. Donc, dans ces cas-là, on s'arrange entre nous. On se le dit et ça marche bien. Les filles acceptent. On est solidaire là-dessus. De toute façon, ça fait ça à tout le monde. C'est normal, c'est humain. Moi, les résidents qui me posent problème, ce sont généralement des résidents très exigeants qui nous prennent pour leurs bonniches. Des gens qui ont toute leur tête et qui te disent : « Faites-moi ci, faites-moi ça ! » Alors qu'ils peuvent le faire. Il y a des jours où tu es plus ou moins bien, il faut voir ça aussi. Il y a des jours où ça va passer et d'autres où ça ne passera pas. En déléguant, je me protège aussi. Je me protège contre une parole un peu brusque qui pourrait m'échapper. Des fois, quand on te pince ou qu'on t'insulte et que tu n'es pas dans un bon jour, tu peux avoir une parole qui fuse, sans le vouloir.

C'est humain. Donc dans ces cas-là, moi, je préfère passer la main à quelqu'un d'autre.

Après une toilette difficile ou une mauvaise attitude d'un résident, j'oublie ce qui s'est passé, complètement. Bizarrement, je ne suis absolument pas rancunière vis-à-vis des résidents. Par contre, vis-à-vis d'une collègue qui m'a fait une vacherie et qui m'a fait mal, là, après, c'est fini. C'est à vie ! *(rires)*

Je considère que les résidents sont des gens malades, et donc, que ce n'est pas de leur faute. J'ai eu des problèmes de santé et peut-être que ça joue aussi... Je sais d'expérience que quand tu ne peux plus rien faire, même si dans mon cas j'étais plus jeune, tu deviens agressif. C'est humain. Je me souviens que mon mari essayait de m'aider le plus possible, mais il fallait voir comment je lui répondais par moments ! Et sans le vouloir. Ça m'a permis de comprendre un peu ce que les personnes pouvaient vivre. Parfois, prendre quelqu'un par le poignet, même sans appuyer fort, ça peut faire mal. Moi, j'ai des problèmes de santé, j'ai de l'arthrose. Je dors avec des prothèses de main pour ne pas qu'elles se déforment. Le matin, quand je me lève, il me faut au moins une demi-heure pour me sentir bien. Et bien si au moment d'ouvrir les yeux, quelqu'un arrivait pour me prendre le bras sans délicatesse, je crois que je serais capable de lui taper dessus ! C'est pour ça que je peux comprendre les réactions de certains résidents, parfois. Ils ne sont pas agressifs, c'est juste que tu leur fais mal. Alors quelque part, ils se protègent.

*

Pierrette :

On est plusieurs, on se soutient.

Martine A :

Si ça vient d'un résident qui n'a plus toute sa tête, ça ne fait pas pareil que si ça vient d'un résident conscient de ce qu'il fait.

Pierrette :

Il y en a qui te tapent dessus, mais qui ne s'en rendent pas compte à cause de la maladie. Donc ça ne fait pas pareil qu'un résident qui a toute sa tête et qui va t'insulter. On ne le prendra pas de la même manière.

Martine A :

Monsieur D. par exemple, un des résidents du service, lui, il sait ce qu'il fait. Donc, quand il lève la main sur nous, on réagit différemment. On lui dit : « Non, mais vous n'allez quand même pas nous taper ?! » Et puis on les connaît à force les gens un peu violents. Donc, on a le réflexe de se protéger avant que le coup n'arrive.

Pierrette :

Ce n'est pas facile quand même… Pendant un moment, on avait une petite grand-mère à l'étage. Il fallait qu'on se mette à trois pour lui faire sa toilette ! Même à quatre parfois !

Martine A :

Ah oui, je me souviens, il fallait arriver en douceur et malgré cela, elle nous crachait dessus.

Pierrette :

Elle nous crachait dessus et elle nous tapait ! On lui tenait les mains, elle nous collait des grands coups de pied. C'était terrible !

Martine A :

On était obligé de se mettre à plusieurs pour la tenir.

Pierrette :

On a tout essayé avec elle. Parfois, on la laissait tranquille un jour ou deux mais le troisième, on était bien obligé de lui faire sa toilette. Donc, d'une certaine manière, on était maltraitantes puisqu'il y en a deux qui la tenaient pendant qu'une troisième la lavait. Mais on était obligées. On n'allait quand même pas la laisser sans soins, ni toilette…

Martine A :

Moi, quand je sens que ça ne va pas avec un résident, je dis : « Allez hop, je laisse tomber et je reviendrai plus tard ! »

Pierrette :

Oui, quand ça ne va pas, il ne faut pas insister. Il vaut mieux revenir plus tard ou passer à la collègue.

Martine A :

Parfois, il suffit de revenir quelques minutes plus tard pour que la personne soit calmée. De toute façon, il n'y a pas trente-six solutions. Si la personne nous envoie bouillir et qu'on lui répond, ça sera encore pire.

Pierrette :

Oui, on n'insiste pas.

Martine A :

Moi, c'est ça, je n'insiste pas. Ce n'est pas toujours simple parce qu'on aime bien faire les gens « en allant » comme on dit. On n'aime pas revenir sur nos pas, ça nous met en retard et ça perturbe un peu notre organisation, mais quand on n'a pas le choix, on revient plus tard.

*

Patricia B :

On laisse dire. C'est ce qu'il y a de mieux à faire, non ? Et puis des fois, il faut être honnête, on s'énerve quand même un peu. On peut lâcher une petite phrase dans le genre : « Oh, ça va maintenant ! » Mais ça s'arrête-là.

Elisabeth :

Je trouve qu'il n'y a pas beaucoup de résidents méchants...

Patricia B :

Personnellement, les insultes, les coups, ça ne me fait rien. Au pire, ça m'énerve un peu sur le moment, mais après, je n'y pense plus. Et puis, c'est vrai qu'il n'y a pas beaucoup de résidents qui nous insultent par pure méchanceté.

Elisabeth :

Il ne faut pas être susceptible, c'est sûr… Des fois, certaines insultes nous énervent un peu sur le coup, mais on n'y pense plus après.

Patricia B :

Dans le temps, il y avait des grands-pères qui cognaient. Ils étaient plus agressifs que maintenant. Comme ils étaient plus valides, ils pouvaient sortir et aller boire au café alors quand ils rentraient, certains devenaient agressifs. Quand j'y repense, on avait de ces phénomènes…

*

Martine M :

Par rapport à la violence… Imagine que tu sois alité. On te braque, on te parle mal, on te tire, on te brusque, comment tu réagis ?

Martine Al :

Nous, par expérience, on les connaît les filles qui se font souvent insulter. Et c'est souvent les mêmes, bizarrement...

Martine M :

Ce n'est pas systématique non plus.

Martine Al :

Non ! Moi aussi j'ai déjà pris des baffes.

Martine M :

Ça ne veut pas dire que celles qui se font insulter sont toujours trop brusques ou maltraitantes, mais quand ça se répète souvent et que c'est toujours les mêmes filles, c'est suspect... Moi, par exemple, ça m'est déjà arrivé de prendre une claque alors que je n'avais rien fait de mal. Mais il y en a qui le cherchent un peu. Sinon pourquoi certains résidents sont toujours beaucoup plus agressifs avec certaines personnes ?

Pour moi, quand une personne âgée tape, il faut la prendre différemment. Si la personne te fiche une claque, c'est peut-être que ce n'est pas le bon moment… ? Parfois, il suffit d'y retourner dix minutes plus tard et ça va déjà mieux. Mais ce qui compte surtout, c'est qu'on ne nous rende pas responsable de ce genre de réaction violente. Il faut aussi savoir écouter l'aide-soignante en difficulté.

Martine Al :

C'est vrai qu'il y a toujours une raison à ces réactions violentes. Peut-être que ce n'est pas le bon moment ou peut-être qu'ils n'acceptent pas leur placement ? Il y a des agents qui arrivent, qui font la toilette et qui ne leur décrochent même pas un sourire. Dans ces cas-là, on peut comprendre que les résidents soient agressifs. Alors que lorsque tu arrives et que tu parles à la grand-mère, que tu lui demandes si elle a bien dormi tout en lui faisant sa toilette, elle ne s'en rend même pas compte. Il faut bien comprendre que notre métier, c'est aussi de nous mettre à la place des résidents. Une personne qui arrive en institution laisse combien d'années de souvenirs derrière elle ? Imagine-toi, du jour au lendemain, te retrouver entre quatre murs. Après, on dit : « Ils sont agressifs. » Oui, mais ça se comprend. Ils laissent une bonne partie de leur vie derrière eux. Une fois, au moment du repas, un résident m'a mis un grand coup dans le dos. Il est arrivé par-derrière, un peu en douce. J'ai valdingué trois mètres plus loin, sous la table de quatre grands-mères. Elles étaient en train de manger. Elles ont eu peur les pauvres et moi, je me suis fait mal. J'ai eu un gros hématome sur le bras. Sur le coup, j'étais un peu bouleversée. J'en ai pleuré. Mais après, en y repensant, j'ai réalisé que c'était un peu de ma faute. Je lui avais confisqué la bouteille de vin qu'il planquait dans son placard, et ça ne lui avait pas plu. Il m'a tapée, d'accord, mais pourquoi j'avais besoin de lui retirer sa bouteille de vin ?

Parfois aussi, on se fait taper ou griffer pendant des toilettes, ça arrive. Dans ce cas, je continue de leur parler, je leur dis qu'ils me font mal, mais de toute façon, on sait très bien que quand ils sont atteints de la maladie d'Alzheimer, c'est leur maladie qui fait ça. Donc, on leur pardonne. Des gens qui à la base n'ont jamais été méchants peuvent le devenir en vieillissant, on le sait. En général, quand ils sont agressifs, c'est avec tout le monde. C'est plus gênant quand ils sont agressifs avec d'autres résidents. Là-dessus, on est très vigilants d'ailleurs.

Martine M :

Le résident me tape, c'est un fait. Il m'insulte, d'accord. Mais au fond de moi, je me dis : « S'il n'était pas malade, est-ce qu'il le ferait ? » Non. Donc pour moi, c'est simple, ils ne sont pas responsables. Est-ce que tu peux en vouloir à quelqu'un qui ne sait plus ce qu'il dit ? Non, tu ne peux pas. Par contre, ce qui est gênant, c'est quand on n'en informe pas la famille. Parce que c'est ça le plus difficile à gérer finalement. Quand la famille met en doute ta parole. Je pense qu'on avancerait beaucoup mieux si les gens dont c'est le métier de parler aux familles, comme les médecins par exemple, disaient la vérité aux familles. S'ils les informaient mieux sur le comportement de leurs parents ainsi que les difficultés de prise en charge de leurs soins de nursing. Aujourd'hui, ça avance un peu. Il faut reconnaître que depuis l'arrivée du cadre de santé, monsieur O., il y a des projets qui se mettent en place à ce niveau-là. Je pense à la mise en place de réunions regroupant une aide-soignante, une IDE et un médecin, où on explique à certaines familles les difficultés de la prise en charge. Petit à petit, il y a donc un travail qui se fait, même si ce n'est pas encore gagné. Pour revenir à la maltraitance, quand tu sens que tu ne peux plus, tu peux aussi passer le relais à ta collègue. Moi, par exemple, je n'hésiterai pas à dire : « Martine vas-y, je ne peux plus. » Ça n'arrive pas souvent, mais ça arrive.

Martine Al :

C'est vrai, on peut toujours passer le relais à une collègue quand on est en difficulté. Mais ça pose le problème du changement d'équipe. Quand tu changes trop souvent d'équipe, comme tu ne connais pas bien tes collègues, tu ne peux pas déléguer. C'est différent quand tu travailles toujours avec les mêmes personnes, car tu les connais et tu sais qu'il n'y aura pas de problème. Mais maintenant, ça change trop souvent dans les services. Les filles ne font que monter et descendre, c'est donc moins simple.

*

Nicole :

Je me souviens d'une époque, il y a quelques années, où des mamies étaient particulièrement difficiles et où je n'en pouvais plus. C'étaient des dames qui criaient à longueur de journée. Elles poussaient des cris incessants sans qu'on sache pourquoi. Au moment de la toilette, au moment du repas, tout le temps, tout le temps des cris ! Au bout d'un moment, je n'arrivais plus à rentrer dans la chambre, je me sentais oppressée. Alors parfois, je passais le relais à mes collègues. Je leur demandais de s'en occuper. Arrive un moment où honnêtement, tu ne peux plus. Comme on était une équipe, qu'on se connaissait toutes bien et qu'on travaillait ensemble depuis longtemps, ça ne posait pas de problème. Les filles prenaient le relais et ça tournait. Le problème, c'est que maintenant, je travaille avec des gamines de vingt ans. Je ne peux pas leur dire de prendre ces personnes-là en charge, c'est trop lourd. Déjà, elles n'ont pas eu la formation et puis c'est difficile, vraiment.

Je me souviens d'une résidente particulièrement difficile qui était constamment dans la plainte, à réclamer, à t'appeler « Madame ! Madame ! » Même quand tu restais à côté d'elle. Et ça, c'était à longueur de journée. Tu t'occupais d'elle, tu la laissais dix secondes, elle te rappelait immédiatement. Elle était épuisante. Et bien un jour, un matin précisément, j'ai craqué. Je ne me sentais pas bien, ça a commencé à me cogner dans la tête, je suis sortie de la chambre et j'ai dit : « Je ne peux plus. » L'infirmière a pris ma tension. J'avais vingt-et-un ! Vingt-et-un de tension ! Elle m'a dit : « Passe le relais. » Je lui ai répondu : « Oui, je veux bien, mais à qui ? » Avec moi, il y avait une jeune qui arrivait dans le métier et qui ne connaissait pas cette résidente. Je n'allais quand même pas lui laisser un cas aussi difficile ?! C'est pour ça que je dis que parfois, moralement, c'est épuisant. Sans compter qu'actuellement à Gilbert Cesbron, on est dans les travaux et que physiquement et moralement, on est épuisées.

*

Françoise :

Il y en a qui supportent mal, moi non. C'est pour cette raison que je pense que j'aurais facilement pu travailler en psychiatrie. J'ai d'ailleurs fait un stage là-bas et j'ai bien aimé. Que veux-tu, même s'ils te tapent, ce n'est pas leur faute ! Quand ça va trop loin, je peux rouspéter un peu, mais globalement, ça ne me dérange pas. De toute façon, je préfère m'occuper des gens désorientés ou déments que des gens qui ont toute leur tête. C'est pour cela que j'ai toujours travaillé en Unité de Long Séjour.

*

Béatrice :

Je me dis que ce n'est pas de leur faute, donc à partir de là, ce n'est plus un problème. Si le résident n'a plus sa tête, je ne le prendrai pas comme une agression, car je sais que c'est dû à sa maladie. Et si un résident qui a toute sa tête est agressif, à ce moment-là, je vais essayer de l'avoir par la gentillesse... Trouver son point faible, l'astuce, ce qui l'intéresse, un point de conversation, et automatiquement il sera plus gentil avec moi et il se calmera. Je me souviens qu'une nuit, j'ai failli me ramasser un gros coup de poing. Heureusement, ma collègue a juste eu le temps d'arrêter son poing à quelques centimètres de mon visage. Si elle n'avait pas eu ce réflexe, il m'aurait cassé le nez ! Mais dans l'ensemble, je pense que j'arrive plus ou moins à gérer.

Ensuite, par rapport aux insultes des résidents, je n'ai pas de problème. Je ne suis pas susceptible, donc ça ne me fait rien. Je sais que mon mari rigolerait s'il m'entendait dire ça ! *(rires)*, mais c'est vrai que dans mon travail, je ne le suis pas. Par contre, si une de mes collègues me dit un truc qui ne me plait pas, là, je peux mal le prendre.

*

Jocelyne :

Parfois, c'est difficile à gérer... En ce moment, je trouve qu'on a moins de patients difficiles. Parfois, la maltraitance est plus verbale. Dans ces cas-là, on reste poli, mais on répond quand même. Il y a des résidents qui ne sont pas faciles. L'autre jour par exemple, une dame nous a traitées de « grosses vaches ». À la longue, c'est fatigant quand même...

La mort

Martine Al :

Au début, j'avais du mal et puis avec le temps on s'habitue. Il a bien fallu. Surtout quand on travaille de nuit, car il y a plus de décès la nuit que le jour. Mais malgré ça et même après toutes ces années, à chaque fois qu'il y a un décès, j'ai cette phrase qui me vient en tête : « Mince, on n'est pas grand-chose quand même ! » Je me dis que la grand-mère a eu vingt ans, trente ans, quarante ans. Sur le coup, ça me rend triste, mais après ça passe. Enfin, ça m'affecte quand même.

*

Patricia R :

Généralement, on le sent quand la personne est sur le pont de mourir. Il y a tout un travail à faire autour de la personne, mais aussi de la famille qu'on doit aider dans sa démarche. C'est hyper important. Là-dessus, je dois dire qu'on a toujours été aidé par l'encadrement et par la direction. Ici, les familles peuvent rester jour et nuit. Moi, j'ai déjà vu des gens partir à une heure du matin et revenir à une heure et demie parce qu'une fois arrivés chez eux, à Reims, ils n'étaient pas tranquilles. Et ça n'a pas posé de problème. Ici, tu as la possibilité de leur donner des yaourts ou de leur laisser une thermos de café. On ne nous a jamais limités dans la possibilité d'offrir un maximum de confort aux gens. S'ils veulent rester la nuit, on peut prêter un oreiller, une couverture. Quand tu sais que la personne va décéder, tu gardes de la soupe, au cas où. Il faut reconnaître qu'on a toujours été très soutenues dans ce domaine.

Pour moi, une personne qui va décéder le sent au fond d'elle-même. Je pense même que les gens choisissent leur moment. Bien sûr, pas la minute précise, mais le moment. Alors, quand je sais que la personne n'est pas bien, qu'elle est en fin de vie, je l'accompagne au maximum. Je suis très tactile, car je trouve qu'on ne les touche pas assez lorsque les gens sont pour partir. Je touche les mains et je caresse beaucoup le visage aussi. On a des huiles de massage qui sentent un peu l'anis, j'en mets un peu pour les hydrater. C'est mon truc à moi. Et puis j'arrange la chambre. Je fais attention à ce qu'il n'y ait pas de fleurs fanées. Je coupe la télé, je coupe la radio, je fais attention à plein de choses. Je fais en sorte que la chambre soit bien rangée, pour que la personne puisse être en paix et que rien ne la perturbe. Et quand on sent que la fin est proche, on appelle la famille. C'est aussi pour cette raison qu'on ne peut pas laisser une chambre en désordre. Une autre chose, il faut toujours laisser une bouteille d'eau à moitié vide avec un verre à côté même si la personne ne boit pas. C'est pour la famille, car les gens s'inquiètent beaucoup de savoir si leur parent boit encore. Même s'il est mourant, ça les rassure de voir une bouteille d'eau et un verre. Mais ça, tu ne l'apprends pas à l'école d'aide-soignante. C'est sûrement Françoise ou Martine ou une autre qui me l'ont appris. Une autre chose, tu coupes le chauffage pour qu'il n'y ait pas d'odeurs.

Malgré toutes nos précautions, ça peut nous arriver de faire des erreurs d'appréciation. L'exemple type, c'est quand tu n'appelles pas la famille tout de suite, car tu crois avoir un peu de temps. Tu préfères attendre le lendemain, tu penses que la personne va tenir le coup, sauf que la grand-mère décède pendant la nuit. Dans ces moments, t'es contente d'avoir des collègues pour en parler.

*

Françoise :

Tu te souviens de ton premier décès, Martine ?

Martine M :

Oh, mon premier décès, mon Dieu !

Françoise :

Elle m'a appelée à la rescousse. Elle me disait : « Elle n'est pas morte, hein ?! Elle n'est pas morte ?! » « Mais si, elle est morte ! » je lui répondais. *(rires)*

Martine M :

Tais-toi ! *(rires)* On avait changé de cadre de santé. C'était madame P., la cadre. Ce jour-là, j'étais toute seule à l'étage pendant la « continue » (journée). Je vais voir la grand-mère et en arrivant près d'elle, je me dis en moi-même : « Elle est bizarre… elle ne serait pas morte au moins ? » J'avais peur. En plus, il y avait le mari de cette pauvre femme qui attendait derrière la porte. Je me disais : « Oh, le pauvre homme, dire que sa femme est morte… » Comme je n'étais pas sûre, j'ai préféré aller chercher quelqu'un. Je m'en vais donc prévenir madame P. qui me répond : « Et bien ce n'est pas grave, il faut l'habiller ! » Mais j'étais toute seule, je ne savais pas comment faire, je n'avais jamais vu de mort et je savais encore moins comment on habille un mort ! Je lui demande : « Mais qu'est-ce qu'il faut lui mettre ? » « Bah, comme d'habitude ! » elle me répond. Je lui explique que je ne peux pas la faire toute seule et que je préfère demander de l'aide. C'est Françoise qui était-là. Je lui dis comme ça : « Françoise, viens avec moi. Je ne suis pas sûre, mais je crois que la grand-mère est morte. » Et oui parce qu'après tout ce que je venais de lui expliquer, la surveillante n'avait même pas pris la peine de vérifier ! Penses-tu, elle m'a laissée me débrouiller toute seule ! Pas de médecin pour le constat de décès, pas d'infirmière non plus ! J'ai dû apprendre à ce monsieur le décès de son épouse !

Françoise :

Et moi, j'étais toute seule en bas ! Martine m'a appelée et je suis venue aussitôt. Je savais un peu quoi faire, car je l'avais déjà fait avec une fille. Mais c'est vrai qu'on se débrouillait toute seule. Je lui ai confirmé qu'elle était morte.

Martine M :

Après ça, on habille la grand-mère avec Françoise et tout à coup, on entend un énorme râle sortir de sa bouche : « Rrraaaa ! » J'ai fait un de ces bonds ! J'ai crié à Françoise : « Françoise, la grand-mère est encore vivante ! Quelle honte ! » En fait, c'était simplement ses poumons qui se vidaient, mais je ne le savais pas à l'époque. Et oui, vu qu'on devait se débrouiller toute seule…

Pierrette :

C'est vrai, c'était comme ça, on s'apprenait les choses mutuellement. On n'avait pas le choix vu que les anciennes ne nous aidaient pas. Sans compter qu'après, il fallait transporter le corps dans un brancard jusqu'à l'annexe et ensuite le descendre par les escaliers jusqu'à la morgue. Il fallait se débrouiller toute seule pour tout !

Martine M :

Et puis tu pouvais appeler l'aide-soignante ! Si elle était dans ses médicaments, elle restait dans ses médicaments. Elle ne venait pas t'aider !

Pour en revenir à la question, en général, après un décès, quand tu vas dans la chambre et qu'elle est vide ou qu'une autre personne la remplace, tu vois toujours un peu la personne. Elle te manque un peu. Tu es obligée de t'attacher dans ce métier. Evidemment, il y a des personnes qui te marquent beaucoup plus que d'autres. Et puis il y a celles que tu apprécies particulièrement et bizarrement, parfois, quand tu apprends qu'elles sont mortes et bien tu es comme soulagée parce que tu sens que c'est mieux pour elles. Je le dis franchement. Et puis, il y a des personnes que tu n'oublies jamais, comme cette petite grand-mère qui tenait à ce qu'on regarde tous les jours, absolument tous les jours, ses photos. On n'avait pas le temps, mais ce n'était pas grave, elle était tellement contente de nous les montrer, de nous montrer sa fille, de nous dire combien elle était belle. Ça te marque tout ça... Tu n'oublies pas non plus ton premier décès, ni son nom, ni son visage.

*

Isabelle :

Moi, au début, et ça a duré un certain temps, j'avais peur de rester seule avec un mort dans l'ascenseur. J'étais incapable de me rendre seule à la morgue. Bon, maintenant je le fais, mais au début, c'était impossible.

*

Annick :

Parfois, quand une personne que tu aimes bien décède, ce n'est pas facile à gérer. Pour moi, c'est vraiment-là que se situe la vraie difficulté du métier ; au niveau de la mort, donc. Même si tu sais que ce sont des personnes âgées et que quelque part c'est « normal », tant qu'elles sont bien, tu as envie qu'elles restent en vie. Je repense toujours à mes grands-parents et je pense que ça joue pour beaucoup dans ma façon de voir les choses. En ce qui les concerne, je me disais : « Même s'ils sont vieux, s'ils sont bien, ils n'ont pas de raison de mourir. Ce n'est pas une question d'âge. » Et puis un jour ma grand-mère est venue ici. Quand elle est décédée, une collègue m'a dit quelque chose que j'ai très mal pris : « Oh, mais Annick, elle à l'âge de mourir ! » Ça, c'est une phrase que je ne dirai jamais à quelqu'un, car ça m'a fait énormément de mal. J'ai répondu très sèchement : « Elle a peut-être l'âge, mais elle ne gênait personne ! » Parfois, il y a aussi des choses qui nous échappent et qu'on ne s'explique pas. Je me souviens qu'une fois, avec une grand-mère que j'aimais bien et qui venait de décéder, on a eu un fou rire pas possible avec une collègue. C'était terrible. La famille était dans le couloir, impossible de sortir ! On devait être attaché à elle et on a lâché de cette manière… Après, on a culpabilisé. On s'est dit que notre réaction n'était pas normale. On en a parlé avec un médecin qui nous a dit que c'était normal, que ça avait été notre manière d'évacuer.

Ici, il y a des personnes dont on s'occupe pendant des années et que parfois, on laisse partir toutes seules, et ça, ça m'embête. J'ai du mal à le gérer. Tu vois que la personne va partir, parce qu'à force on a l'habitude, et tu vas faire ton petit boulot à côté, comme si de rien n'était. Laisser la personne toute seule, dans un moment si important, lui lâcher la main alors qu'elle n'en a plus pour longtemps, je trouve ça difficile... L'idéal ce serait d'être à ses côtés pour qu'elle sache qu'elle n'est pas seule ; pouvoir l'accompagner jusqu'au bout. Moi, c'est plutôt ces moments-là que je trouve difficiles dans le métier. C'est malheureux à dire, mais c'est comme ça. Tu n'as pas le choix, il faut que tu t'y fasses.

Ces moments ont toujours été compliqués pour moi, mais ça ne veut pas dire que la mort me fait peur, car ce n'est pas le cas. Ce n'est pas du tout le problème. Quand quelqu'un meurt, je fais sa toilette, je m'occupe de lui sans me poser de questions. Moi, ma difficulté, c'est de les laisser seuls quand ils sont sur le point de mourir. Je me mets à leur place. Je me dis que ça doit être terrible de mourir tout seul. Ça doit faire peur... Je trouve que la mort est une étape importante et qu'ici, on ne s'en occupe pas assez. On n'a pas le temps, déjà… Ça m'aurait plu de faire une formation en soins palliatifs, mais ici, à Fismes. J'aurais aimé faire partie d'un groupe chargé de rester auprès des personnes qui vont décéder, au sein de l'établissement. Mais il n'y a pas assez de personnel pour constituer un tel groupe. C'est dommage.

Une autre chose, j'ai remarqué qu'on ne parlait jamais de la mort avec les résidents. Un exemple, quand tu as quelqu'un qui décède dans une chambre. J'imagine que la personne d'à côté, sa voisine ou son voisin, doit avoir peur. Et malgré cela, nous, les soignants, on ne va pas vers cette personne pour lui en parler. Le résident ne nous en parle pas non plus en général alors finalement, on fait un peu comme s'il ne s'était rien passé. Avant, c'était encore pire, on cachait presque les décès. On ne disait jamais aux autres résidents qu'il y avait un mort. On faisait même rentrer tous les résidents dans les chambres avant de passer avec un mort dans le couloir. C'était la consigne. Ensuite, ça a changé. Je me souviens que pendant un moment, on marquait sur le tableau du service : « Monsieur ou madame untel est décédé ». On ne le faisait pas tout le temps, mais parfois. On ne le fait plus maintenant. En tout cas, avant, la mort était vraiment cachée.

*

Patricia B :

Personnellement, je pars du principe que les gens ont fait leur vie, donc que c'est naturel qu'ils meurent. Je ne leur souhaite pas la mort, mais pour moi, c'est dans l'ordre des choses. C'est pour cette raison que je n'ai jamais pleuré pour un résident.

Elisabeth :

Moi non plus. Je me dis que la personne a vécu, mais quand même, pour certains résidents, et notamment ceux que j'aime particulièrement bien, ça me touche. Il y a des résidents auxquels on est plus attaché, c'est normal. Donc, dans ces cas-là, ça te marque. Ici, avant, on avait la morgue. On recevait les corps extérieurs : des accidentés, des enfants, etc. Des fois, il fallait présenter le corps à la famille, c'était difficile

Patricia B :

C'est vrai que ça, par contre, c'était difficile.

Elisabeth :

Pour moi, dans ce métier, la mort, ça reste quand même l'aspect le plus compliqué à gérer. J'avoue que j'ai du mal maintenant. Je le gère sans problème, mais c'est un aspect de mon travail que je trouve difficile. Je crois qu'on ne s'y habitue jamais vraiment... Encore une fois, ça ne change rien à mon travail, je continue de faire les toilettes mortuaires comme avant, mais c'est juste que ça me fait mal de voir les gens partir.

*

Nicole :

La mort d'un résident est un moment très, très difficile pour un soignant, même après plusieurs années d'expérience.

*

Pierrette :

Avant, je travaillais au Gros Ménage. C'est moi qui nettoyais la morgue. Je n'y allais pas toute seule et à chaque fois, je retirais la clef de la porte, car je ne voulais surtout pas qu'on m'enferme dedans ! Si quelqu'un m'avait laissée toute seule là-dedans, je crois que je serais devenue dingue ! C'est comme pour les toilettes mortuaires. Je ne restais jamais toute seule dans la chambre du mort. Maintenant, ça ne me gêne plus, mais pendant longtemps, je n'ai pas pu. Le faire à deux, ça ne me gênait pas, mais toute seule, c'était impossible.

Martine A :

Les toilettes mortuaires, ça se fait souvent à deux de toute façon. Et c'est vrai qu'à deux, ça ne fait pas pareil.

Pierrette :

Moi, avant, même à deux, quand la collègue devait s'absenter ne serait-ce qu'une minute pour aller chercher quelque chose, je m'arrangeais pour ressortir de la chambre. J'étais incapable de rester toute seule dans une chambre avec un mort. Maintenant, ça me gêne moins. Ça a changé depuis qu'on est dans les nouveaux bâtiments (2011), et un peu par la force des choses, car on a eu beaucoup de décès les premiers mois.

Martine A :

Ah, d'accord ! Je comprends mieux pourquoi tu disais toujours : « Bouge pas, je vais te le chercher ! Reste, je vais te le chercher ! » *(rires)*

Pierrette :

(rires) Et oui, je m'arrangeais pour ne pas rester !

Martine A :

Je comprends mieux maintenant ! Elle me disait tout le temps : « Bouge pas Martine, j'y vais ! » *(rires)*

Pierrette :

Mais depuis qu'on est ici, dans le nouveau bâtiment, on a eu tellement de décès que je crois que j'ai fini par m'habituer…

C'est vrai qu'un décès, ça ne nous laisse jamais indifférentes. Mais il y a des morts qui nous touchent plus, c'est normal. Il y a des personnes auxquelles on s'attache. Normalement, on ne devrait pas s'attacher dans notre métier, mais c'est plus fort que nous. Et franchement, parfois, ça nous fait mal quand ils s'en vont, c'est vrai. Dans ces cas-là, je prends sur moi et ça repart. On n'a pas le choix.

Martine A :

Comme le disait Pierrette, c'est vrai qu'il y a des décès qui nous touchent plus. On s'attache à certaines personnes. Parfois aussi, on est soulagé pour eux. Quand ce sont des gens qui souffrent beaucoup par exemple. Quand c'est soudain, qu'on ne s'y attend pas, ça nous bouleverse un peu. Et puis, on y repense après.

Pendant un moment, on avait un résident qui m'aimait bien. Je ne sais pas trop pourquoi, et bien quand il est parti, ça m'a fait bizarre… D'ailleurs, j'ai gardé sa photo. Elle est chez moi, avec les photos d'autres résidents.

Pierrette :

On les prenait en photo au jour de l'An.

*

Françoise :

La mort n'a jamais été un problème ou même une complication pour moi. Après, c'est sûr que tu t'attaches plus ou moins aux résidents. Parfois, ça me faisait mal au cœur. Je me disais : « Tiens, pauvre petite mère... » Mais quand tu les vois souffrir, tu es presque soulagée pour eux… Il y en a qui restent couchés, qui ont des escarres, qui souffrent le martyre, ça fait de la peine. Pour moi, une personne de quatre-vingt-dix, quatre-vingt-quinze ans, a fait sa vie. C'est dans l'ordre des choses qu'elle s'en aille. Après, c'est sûr que quand c'est ton parent, ça fait de la peine, mais c'est dans l'ordre des choses. J'ai travaillé en neurochirurgie, et là par contre, voir des jeunes mourir, c'était plus difficile.

*

Béatrice :

La mort ne me pose pas de problème particulier, car j'estime qu'ils ont fait leur vie. C'est la roue qui tourne si l'on veut. C'est pour ça que d'une certaine manière, c'est plus facile qu'à Reims où là, on recevait toutes sortes de gens.

Par contre, il y a quelque chose qui a énormément évolué, c'est la prise en charge de la souffrance et de la douleur. Avant, tu entendais gémir la nuit. Il n'y avait pas de médicaments contre la douleur. Tu entendais des râles de souffrance, tu entendais geindre. C'était il y a trente ans. La souffrance était beaucoup moins prise en compte. Tandis que maintenant, si une personne souffre, on lui donne un médicament contre la douleur. On peut aussi faire appel à l'équipe des soins palliatifs. Avant, on n'en entendait presque pas parler. Et puis il faut dire aussi qu'il y a eu une évolution des équipes sur ces sujets. Ça s'est mis en place tout doucement, au fil des années. C'est hyper positif. Maintenant, quelqu'un peut partir sans trop souffrir. L'évolution est donc très, très positive à ce niveau. Tout à l'heure, on parlait des évolutions, et bien ça, c'est une énorme évolution pour moi. Parce que quand tu entends quelqu'un gémir, ça te fait mal aux tripes. Ça, par contre, je ne le supporte pas. On parlait des aspects difficiles du métier tout à l'heure, et bien ça, pour moi, c'est difficile. Je ne supporte pas de voir quelqu'un souffrir. D'ailleurs, dans ces cas-là, je le dis. Je demande à ce qu'on mette en place quelque chose. Les gens ont le droit de partir, mais pas dans la souffrance. De nos jours, il y a tout ce qu'il faut pour que les gens partent plus sereinement, en tout cas sans trop de douleurs et avec le plus de dignité possible.

*

Jocelyne :

Maintenant ça va, mais c'était difficile au début. Le premier mort que j'ai vu, c'était une femme, c'était du temps de l'ancienne Médecine. Je faisais les nuits à l'époque. Je m'en souviens, car l'aide-soignante que j'accompagnais avait oublié quelque chose et m'avait laissée toute seule dans la chambre avec la morte. En plus, en repartant, elle avait refermé la porte derrière elle ! J'avais vingt-quatre ans. Je suis restée près de la porte sans bouger, prête à me sauver, jusqu'à ce qu'elle revienne ! *(rires)*

Quand je travaillais de nuit, ma grande appréhension, c'était d'avoir un mort et de devoir le descendre par l'ascenseur. Je me disais toujours : « Mince, si l'ascenseur tombe en panne, je vais me retrouver coincée avec le mort… » J'avoue que même encore maintenant, je n'aime pas trop regarder le visage des morts. Je fais ce qu'il faut, mais j'évite de regarder leur visage.

Les toilettes mortuaires

Martine Al :

La première fois, c'était une femme. Je n'ai pas pu finir, car je venais de perdre ma mère. J'étais très jeune en plus. Je suis partie en pleurant si bien que les filles l'ont faite à ma place. Après, ça a été mieux.

Généralement, pour une toilette mortuaire, on essaie de faire pour le mieux. On fait la toilette, on habille. Il y a beaucoup de respect. J'ai remarqué une chose : quand on fait une toilette mortuaire, on n'est pas dans le même état que pour une toilette normale. Je ne saurais pas expliquer ce qui se passe exactement, mais on est différentes. Ce serait peut-être intéressant de nous filmer dans ces moments-là... Déjà, en général, quand on fait une toilette, on discute. Alors que pendant une toilette mortuaire, on ne dit rien, on est très concentrées. Si c'est une femme, en soi-même, on se dit : « Tiens, on va lui mettre cette belle petite robe, avec tel chemisier. » Il y a de la gravité. On manipule le corps comme si la personne était vivante. Et c'est le cas pour toutes les filles. En tout cas, toutes celles avec qui j'ai travaillées. Durant ma carrière, je n'ai jamais vu une seule collègue prendre une toilette mortuaire à la légère.

*

Patricia R :

Nous, à Fismes, encore à l'heure où je parle, on continue à faire des toilettes mortuaires. Ça fait partie de notre travail. Mais à Reims, ils ne les font pas. Tu décèdes là-bas, ils te mettent une casaque et ils t'envoient à la morgue. À Fismes, la morgue municipale est restée pendant longtemps à l'hôpital. Elle était sous le bâtiment Gilbert Cesbron. Et vu que c'était une morgue publique, il y avait comme un genre de contrat entre la ville et l'hôpital. S'il y avait un accident de la route à Fismes, le personnel était tenu de faire la toilette mortuaire de la victime, quel que soit l'accident. Du coup, les pompiers nous amenaient des accidentés de la route. On a même eu des décès d'enfants. Une fois, un samedi matin, un monsieur a fait une crise cardiaque sur le marché à Fismes. Les pompiers nous ont amené le corps. On nous a dit : « Voilà, la famille arrive, il faut qu'il soit présentable. » Donc, on a fait une toilette succincte pour qu'il soit présentable. Dans ces cas-là, la famille t'amène du linge.

La salle de présentation a été construite en même temps que les chambres du rez-de-chaussée du pavillon Gilbert Cesbron. Mais avant ça, rien n'existait. C'est nous qui devions faire la présentation du corps aux familles. Une fois, on a reçu un gamin qui s'était noyé. C'était terrible ! Les gens de sa famille venaient dix, quinze fois par jour ! Ça signifie que dix, quinze fois par jour, tu arrêtais ton travail et tu présentais le corps. C'était atroce parce qu'en face de toi, tu avais des gens anéantis qui s'accrochaient au corps ! Ils voulaient reprendre leur gamin et il fallait gérer tout ça. Et c'est nous qui gérions tout ça. Il y avait Christian, un infirmier, qui travaillait avec nous à l'époque. Il assumait très bien tous ces aspects. Il le faisait d'emblée, il nous disait : « Ne vous inquiétez pas les filles, je m'en occupe. » Il faut reconnaître qu'il gérait pas mal de choses à notre place.

La morgue a été supprimée quand ils ont démoli l'annexe. Et maintenant, la morgue de la ville de Fismes se trouve route de Chéry-Chartreuve. Tu ne peux pas savoir quel poids, quelle charge émotionnelle, ça nous a enlevés ! Ça a vraiment été un gros soulagement pour nous toutes.

Ta première toilette mortuaire, c'est comme ta première toilette. Il vaut mieux la faire avec une collègue avec qui tu te sens bien parce que ça te marque à vie. Et après, soit tu peux en faire d'autres, soit tu ne peux plus. Ma toute première, c'était avec Françoise et elle s'est très bien passée. Je ne sais plus au bout de combien de temps je l'ai faite ? Ça m'a quand même un peu choqué. Après, forcément, tu revois des choses... Tu as toujours des images en tête. Par contre, moi, j'ai toujours pris des gants. Je n'ai jamais pu toucher un mort sans gants. Et dans ma tête, je me dis toujours que la personne dort pour pouvoir le faire.

Au niveau de la toilette, on réalise tout un rituel pour faire le deuil de la personne, et ça, même si ce n'est pas quelqu'un de notre famille. Parce que nous aussi il faut qu'on fasse notre deuil. Et on a besoin de ça pour finaliser un travail. Ça s'apprend sur le tas et je pense que chaque fille a sa façon de faire et ses habitudes. On a presque des gestes religieux même celles qui ne sont pas croyantes.

Pour commencer, tu fais une toilette complète même si la personne a été lavée le matin même. Il faut que la personne soit lavée pour qu'elle puisse « partir propre ». Tu fais une toilette comme si la personne était vivante. Généralement, tu la fais quand la personne est chaude ou tiède. Quand elle est froide, c'est trop tard. Il y a des gestes que tu ne peux plus faire. Tu lui remets son dentier pour qu'elle ait une belle bouche. Il faut que les yeux soient fermés, car il ne faut pas qu'un mort te regarde. La bouche aussi doit rester fermée. Il faut absolument que tu la rases. Ensuite, tu nettoies ses ongles. Si c'est une femme, tu l'habilles comme si elle allait au bal. Tu lui mets son soutien-gorge, sa culotte, ses bas, sa plus belle robe, ses chaussures. Tu fais la totale, tu ne zappes rien. Si c'est un homme, pareil. Il faut qu'il soit nickel. Ce que je décris, c'est ce qu'on fait maintenant, mais il faut bien voir que ça a évolué au fil des années. Dans le temps, mais ça je n'ai pas eu l'occasion de le faire, il fallait obstruer tous les orifices avec ce qu'on appelle du coton cardé (du coton tissé). Maintenant, tu mets un change complet. Un change de nuit est prévu pour douze heures. C'est un super absorbeur d'urine, de selles, et éventuellement d'odeurs. Et par-dessus, tu remets le slip et le pantalon.

Il y a aussi eu une évolution autour de la présentation du corps. Avant, quand quelqu'un partait, on lui croisait les mains sur la poitrine, sans doute un restant de pratiques des bonnes sœurs. Sauf qu'après, des gens ont considéré que c'était un signe religieux. Donc, maintenant c'est interdit, c'est pour ça qu'on allonge les bras le long du corps.

Quand tu bouges les personnes, parfois, tu as des choses qui se vident ou tu entends les boyaux grogner. Il y en a même qui vomissent ou qui crachent quand tu leur bouges les bras ou la tête. C'est souvent quand tu enfiles un pull-over ou une chemise. Tout à coup, tu entends comme un souffle ou un râle qui s'échappe. C'est ce qu'on appelle « le dernier souffle », quand les poumons se vident. Au début, ça impressionne, on se demande ce qui se passe. Surtout que ce n'est pas toujours évident de savoir si la personne est décédée ou non. Moi, par exemple, j'ai déjà ressenti un pouls sur une personne morte. Il a fallu que je demande à l'infirmière de vérifier pour être sûre. Et même l'infirmière était étonnée d'entendre encore le pouls. Du coup, je ne pouvais rien faire, il fallait attendre.

La toilette mortuaire est un rituel important, car c'est quelque chose d'irréversible. Ce qui est fait est fait. Et le contraire aussi. Tu ne peux pas revenir en arrière. C'est pour ça qu'il faut faire le maximum de choses pour que les gens puissent faire leur deuil proprement. C'est notre devoir. On n'en discute pas entre nous, mais je pense qu'on voit toutes les choses de la même manière et que l'on fait à peu près toutes la même chose. On ne nous a jamais dit comment faire, mais on le sait. Et on pratique toujours avec énormément de respect.

Ça me fait penser à une dame... Certains signes laissaient penser qu'elle allait décéder. Et puis généralement, on ne se trompe pas… J'étais avec Sandrine et Tatiana qui sont quand même beaucoup plus jeunes que moi et beaucoup plus jeunes dans la profession. On s'est regardé et Sandrine a dit : « Est-ce qu'on peut prendre quarante-cinq minutes pour la toilette ? » J'ai dit : « Oui, je vais me débrouiller. » Elles lui ont fait un shampoing, plus un bain de pied. Ça veut dire qu'avant de partir, la dame a eu une toilette complète. On peut vraiment dire « des pieds à la tête ». On s'est dit : « Elle part propre. » C'est important pour la personne, pour nous, et pour la famille. Il faut que la personne soit apaisée au maximum. Autant la personne que tu as habillée que celle qui vient la visiter.

Quand tu as fini, tu fermes le volet, tu entrebâilles la fenêtre, tu fermes la porte d'entrée. Tu ne mets jamais le drap sur le visage pour ne pas aplatir le nez. Ensuite, le médecin vient faire le constat du décès. Puis c'est au tour de la famille. Ça me rappelle une anecdote… Je ne sais plus si j'étais aide-soignante ou si c'était avant. Une dame décède. On appelle sa fille. Elle arrive, elle lui mord un doigt de pied avant de dire : « Maintenant elle est morte, j'en suis sûre ! » Je n'en suis pas revenue sur le coup ! Ça m'a vraiment choquée. D'où l'expression « croque-mort »...

Maintenant, on n'a plus de morgue, on peut laisser les personnes dans les chambres. Par contre, on a quand même un espace d'attente funéraire avec une table réfrigérante.

Pour nous, faire les toilettes mortuaires c'est une finalité, mais c'est aussi une façon de montrer la qualité de notre travail. Même si une personne ne reste qu'une journée, mais qu'elle meure chez nous et qu'on fait sa toilette, ça nous fait une bonne réputation. Les gens se diront qu'on fait du bon travail. Et quand la famille te dit : « Maman ou papa est bien », je te garantis que ça fait plaisir !

Des fois, tu guettes leur réaction. Tu le vois quand les enfants sortent de la chambre et qu'ils sont bien. Dans ces cas-là, tu te dis que tu as fait du bon boulot et que tu as bien travaillé. Non seulement pour la personne qui est partie, mais surtout pour les personnes qui restent. Une fois, on a fait un super bon boulot pour une dame. Il se trouve que j'ai revu sa fille quelque temps plus tard dans un supermarché. Elle m'a dit : « Merci, vous avez permis à maman de partir paisiblement et moi, j'ai bien vécu le deuil. » Ça fait plaisir et surtout, ça encourage.

Si je m'étends autant sur le sujet, si je prends le temps d'essayer de tout expliquer, c'est parce que pour moi ce travail est très important et il faut que quelqu'un le fasse. On l'a appris des anciennes et nous, on l'apprend aux jeunes. À l'école, ils t'apprennent les toilettes mortuaires, mais tu n'en fais pas. Même en stage, dans les services, on ne leur fait pas faire de toilettes et c'est normal. Tu ne peux pas non plus être la source d'un traumatisme chez une jeune. Généralement, on ne les fait pas faire aux débutantes non plus. On attend un peu, on y va progressivement. Une fois la toilette terminée, on les fait entrer dans la chambre pour qu'elles observent, pour qu'elles voient la personne, la façon dont elle est installée dans le lit. Ça leur fait un peu d'expérience.

Une dernière chose : je tiens à dire que même si on en fait depuis des années, on ne considère jamais une toilette mortuaire comme un acte anodin. La preuve, en ce qui me concerne, j'ai remarqué que lorsque je fais une toilette mortuaire, que je m'en occupe jusqu'au bout, généralement, après, je ne peux pas manger pendant plusieurs jours. J'en suis incapable, ça ne passe pas. Comme quoi…

*

Annick :

La première est difficile, mais après tu t'habitues. Mais ça reste difficile quand même. Tu sais, tu en rêves de ton premier mort. Et tu t'en souviens pendant longtemps… Moi, c'était un monsieur. Personnellement, j'ai trouvé ça difficile. Mais tu n'as pas le choix. Pendant les toilettes mortuaires, on essaie de faire un peu le vide et puis on parle à la personne. On dit des trucs : « Tiens ma petite unetelle, on va te faire belle, etc. » On aime bien les bichonner. Il ne faut pas croire qu'on fait la toilette comme ça, à la va-vite. On fait attention. Si c'est une femme, on essaie de lui mettre des petites choses, la petite robe qu'elle préférait, par exemple. On fait en sorte que tout soit parfait.

*

Isabelle :

Je ne me souviens même plus de mon premier décès…

Jacqueline :

Moi non plus.

Isabelle :

Dans le temps, on était payé quand on faisait une toilette mortuaire. Et oui ! Il y avait un cahier où on marquait notre nom et celui de la personne décédée.

Jacqueline :

Et tu avais quoi ? Allez, on dira l'équivalent de un euro. Je ne sais plus exactement, mais c'était une misère !

Isabelle :

Et moi, quand j'étais de nuit, parfois, c'est moi qui faisais la toilette et c'est l'aide-soignante qui marquait son nom ! C'était la chef, la mère L.

Jacqueline :

Elle, c'était une vieille peau !

Isabelle :

Et tu vois, on ne disait rien… Mais nous, on ne ferait pas ça aux jeunes. Pour revenir à ta question, ta première toilette mortuaire, tu ne la fais pas toute seule. Moi, bête et disciplinée, j'ai suivi l'aide-soignante. Je ne sais pas si je devrais le dire, mais une fois, j'ai eu un énorme fou rire… C'est terrible à dire, mais c'était nerveux. C'était avec Jocelyne. On était de nuit toutes les deux. Ça se passait en Maison de Retraite. On devait remettre le dentier à un monsieur qui venait de mourir. Seulement voilà, plus on ouvrait la bouche, moins on arrivait à rentrer le dentier ! Tu imagines la situation ?! À deux pour essayer de remettre un dentier ! On se disait : « Mais on n'y arrivera jamais ! » À force, on a attrapé un fou rire au point d'en pleurer. On a fini par y arriver, mais ça nous a pris du temps.

*

Martine A :

J'ai fait ma première toilette mortuaire quand j'étais en Médecine. J'ai dit aux filles que ça me faisait bizarre et je suis sortie de la chambre. Je suis revenue et ensuite je n'ai fait que ça : sortir, entrer, sortir, entrer… Et puis j'ai fini par m'habituer.

Pierrette :

Parfois, les morts font des bruits bizarres quand tu les retournes pour les habiller. Ça fait un drôle d'effet… Un jour, ça m'est arrivé avec une grand-mère. Elle a laissé échapper un énorme râle. J'ai crié à ma collègue : « Marilyne, elle n'est pas morte ! »

Martine A :

Ou quand ils ont mangé peu de temps avant, qu'on les retourne et qu'ils te vomissent dessus... Une fois, on m'a vomi sur les pieds !

Pierrette :

Moi, ça m'est déjà arrivé d'y penser la nuit... Déjà qu'en temps normal je ne dors pas beaucoup vu que j'ai toujours le carafon qui travaille !

Martine A :

Non, moi j'essaie de faire barrière.

Pierrette :

Avant, c'est nous qui présentions les corps, alors je ne te dis pas... Une fois, à la morgue, avec Marilyne, on devait sortir une grand-mère pour la présenter à la famille. Au moment de tirer le plateau, je n'avais pas vu que la cale n'était pas mise. Le plateau a jailli d'un coup ! J'ai eu tellement peur que j'ai poussé un cri. Évidemment, deux secondes après, on a attrapé un fou-rire avec Marilyne. Seulement, la famille attendait juste derrière. Et nous, on n'arrivait pas à sortir tellement on riait ! C'était nerveux sûrement... Et puis parfois, tu vois des familles tellement tristes que tu pleurerais avec.

Martine A :

C'est vrai que ça fait de la peine. Quand la morgue était ici, parfois on voyait aussi des gens se disputer pour l'héritage alors que leur parent n'était pas encore sorti de la morgue. Ça, ça m'a pas mal choqué. Mais maintenant, depuis qu'on n'a plus la morgue, on n'a presque plus de contacts avec les familles.

*

Françoise :

Pour ma première toilette, j'étais avec Annie. J'avais vingt et un ans, mais elle, elle était déjà plus ancienne. Elle avait peur. Elle me disait un peu paniquée : « Elle n'est pas morte ! On est en train de l'habiller et elle n'est pas morte ! » Ça a fait pareil avec Martine plus tard. Elle a eu la même réaction. Moi, ça ne m'a rien fait, franchement. Peut-être parce que je suis dure… C'est comme ça, c'est ma nature. Tu vois, je ne pleure jamais par exemple. C'est bizarre, mais c'est comme ça… Il y a des choses qui me touchent, bien sûr ; ce qui touche aux enfants, ma famille, etc., mais pour le reste, c'est vrai que je suis dure. Ou peut-être que je ne l'exprime pas, que ça reste au fond de moi, je ne sais pas… ? Malgré tout, ici, j'ai quand même été marquée par des choses : des accidentés de la route notamment, car dans le temps, on recevait des morts de l'extérieur. Et il y avait des jeunes parfois. Il fallait s'en occuper, on n'avait pas le choix…

Pour en revenir aux toilettes mortuaires, il y en a une qui m'a particulièrement marquée. C'était une femme. Elle devait avoir le même âge que moi à l'époque, donc une trentaine d'années. Elle avait été victime d'un accident de la route vers Courlandon. Il y avait du brouillard, elle s'était retrouvée à contresens et avait percuté un camion, je crois. C'était un matin. J'étais avec madame F., la surveillante de l'époque. La pauvre femme était défigurée. Un monsieur est venu lui recoudre le visage pour l'arranger. Ensuite, on l'a maquillée, car c'était la volonté de la famille. La pauvre, elle était dans un état… C'était difficile quand même... D'ailleurs, après la toilette, je suis remontée dans le service et j'ai tout expliqué aux filles de A à Z. C'est donc bien qu'il fallait que j'en parle. Je me souviens encore de la famille… Ils nous avaient amené les vêtements pour l'habiller. Mais on ne pouvait pas l'habiller, car elle avait les jambes fracassées. Les bras, pareil. Donc, avec madame F., on a coupé les vêtements et on les a juste posés sur elle. On lui a mis une perruque aussi. La famille y tenait pour que ses enfants puissent la voir. Elle avait le crâne défoncé la pauvre. La famille nous avait amenés jusque des faux cils, mais on n'a pas pu lui mettre. À la fin, on a déposé des roses tout autour de son corps. En général, j'arrive bien à faire la coupure entre le travail et la maison. Une fois chez moi, j'oublie tout. Mais ce jour-là, avec cette femme, je n'ai pas pu. J'en ai parlé à mon mari, je lui ai raconté en détail. Elle avait trente ans, elle laissait deux petits gosses… Elle m'a vraiment marqué cette femme. Ça m'arrive d'y repenser. Et je revois tout, comme si c'était hier...

*

Béatrice :

Ma première toilette mortuaire, il n'y a pas de danger que je l'oublie ! J'étais très choquée. C'était une jeune fille de quatorze ans et je ne m'y attendais pas du tout. J'étais au C.H.U.

J'y travaillais depuis peu, je n'avais jamais vu de mort de ma vie et l'aide-soignante avec qui je travaillais ne m'a même pas prévenue. Elle m'a juste dit : « Tu viens avec moi ! » Je l'ai suivie bêtement, sans me douter de rien. Elle m'a fait entrer dans une chambre et m'a juste dit en me montrant la jeune fille : « Elle est décédée, on va la préparer. » C'était un accident de voiture. Elle était cassée de partout. C'est pour ça que je dis qu'il n'y a pas de danger que je l'oublie. D'ailleurs, même après toutes ces années, je l'ai toujours en tête.

Je pense que ce n'est pas bien, mais ça m'est aussi arrivé d'attraper un fou rire pendant une toilette mortuaire. Et pourquoi, je ne sais même pas ? Je pense que c'était nerveux… Comme quoi parfois, tu crois que tu l'acceptes bien alors qu'en fait, pas tant que ça.

*

Jocelyne :

Je fais comme pour une toilette normale sauf que j'évite de regarder le visage. Généralement, je demande à ma collègue de lui faire la tête. Ma première toilette, je l'ai faite avec la dame dont j'ai parlé tout à l'heure. Je l'ai faite, mais difficilement. Je n'étais pas toute seule. L'aide-soignante faisait la toilette et moi, je manipulais la dame. J'avais hâte que ça se termine. Déjà, quand tu es jeune et que tu rencontres la mort pour la première fois, ce n'est pas évident… La couleur, les yeux… sans compter les râles que font certaines personnes quand tu les retournes. Mais bon, on n'a pas trop le choix.

Sinon, quand on les laisse dans leur chambre, j'aime bien que leur lit soit tiré à quatre épingles, qu'il n'y ait pas un pli, rien qui dépasse, pour que tout soit présentable quand les familles arrivent. Au fond, une toilette mortuaire, c'est comme une toilette normale, mais on aime bien que les personnes soient bien présentées pour les familles.

Les collègues

Isabelle :

Nous, avec Jacqueline, on s'est bien entendu dès le début.

Jacqueline :

Tu t'entends bien ou tu ne t'entends pas, c'est comme ça. Nous par exemple, on travaillait avec deux aides-soignantes. On s'entendait bien avec l'une et on n'avait aucune affinité avec l'autre. Pourtant, ça ne nous empêchait pas de bien travailler ensemble.

Isabelle :

Dans ce métier, il y a un gros travail d'équipe. C'est hyper important. S'il n'y a pas de cohésion, c'est difficile. C'est pour ça qu'on n'apprécie pas quand ils veulent nous changer de collègues ou qu'ils cassent les équipes. On veut bien travailler avec tout le monde, ce n'est pas le problème, mais moi par exemple, je suis bien avec Jacqueline. On se connaît, on se comprend, on sait comment on travaille. On n'a même pas besoin de parler pour savoir ce qu'il y a à faire. On se connaît tellement que ça roule tout seul. Alors qu'avec les autres, on ne sait pas comment ça se passe. Et puis si j'ai un souci, je sais que je peux lui confier. Pour elle, c'est pareil. On peut en parler, c'est important ça aussi.

Et puis les temps changent… Quand j'ai commencé, on était hyper disponible. Il suffisait qu'on nous demande pour qu'on vienne travailler. On venait carrément nous chercher chez nous ! Quand j'étais de nuit, que j'étais remplaçante donc, j'habitais en ville, mais je n'avais pas encore le téléphone. Alors pour me prévenir, le frère de

Jacqueline qui travaillait à l'hôpital venait carrément toquer chez moi. Je l'entends encore : « On a besoin de toi. La direction m'a chargé de te dire qu'il faut que tu fasses la nuit de ce soir. Est-ce que tu viens ou pas ? » Quand j'y repense, c'était vraiment une autre époque ! Evidemment, en tant que remplaçante, tu disais toujours oui, malheureusement. Tu voulais du travail, donc…

Jacqueline :

Moi, une fois, c'est le sous-directeur en personne qui est venu jusque chez moi, enfin chez maman. Il n'arrivait pas à me joindre et il ne trouvait personne pour un remplacement. En plus, je m'étais couchée tard, j'avais fait la fête. J'entends encore ma mère me réveiller en disant : « Il y a quelqu'un pour toi ! » Oh, là, là ! Je suis sortie de mon lit en quatrième vitesse. Je n'avais pas les yeux en face des trous, mais j'ai quand même accepté de venir travailler !

Isabelle :

On a tellement été habitué à être appelé au dernier moment que c'est presque normal pour nous de dire oui.

Jacqueline :

C'est vrai. Mais les jeunes n'ont pas la même mentalité. Il y en a qui refusent.

Isabelle :

C'est vrai, il y a des filles qui ne répondent pas au téléphone. Moi, je ne peux pas.

Jacqueline :

Je ne sais pas si c'est de la conscience professionnelle, mais en tout cas, c'est en nous. Si j'ai le malheur d'avoir un empêchement, ça me tracasse. Même si je sais que ça tournera sans moi. Mais c'est plus fort que moi.

Isabelle :

Oui. Moi, si je ne peux pas venir travailler je ne suis pas bien. Comme la fois où j'ai été obligée de t'appeler à six heures du matin pour que tu me remplaces parce que mon fils était malade. Je n'étais pas bien ce jour-là…

*

Annick :

Pour moi, mes collègues, ce sont des collègues. Même si je m'entends bien avec certaines, je me dis qu'au travail ce sont des collègues, mais pas des amies. Je trouve que si tu es trop amie, ça ne va pas. Mais ça n'empêche pas d'avoir des bonnes relations en dehors. Ça m'arrive de recevoir des collègues chez moi par exemple. Enfin, il y en a quand même une ou deux dont je suis plus proche, c'est normal... Dans ce métier, tu as quand même besoin d'avoir quelqu'un avec qui parler, une personne qui fait le même travail que toi pour lui dire des petites choses qui ne vont pas ou simplement pour parler du travail. Car à la maison, je ne parle jamais travail avec mon mari. Du coup, c'est bien d'avoir une personne avec qui parler de ce que l'on vit au travail pour voir ce qu'elle en pense, pour savoir si j'aurais pu faire autrement ou différemment. La personne dont je parle en l'occurrence est une collègue, mais je la considère plutôt comme une amie... Mais sinon, je me dis que ce sont mes collègues...

Il y a une chose à dire, on blague beaucoup entre nous. C'est important ça aussi. Ça nous aide. Heureusement qu'on est une équipe soudée, autrement on ne pourrait pas. C'est pour ça qu'il faut avoir une bonne équipe. Parce que si tu es vraiment mal, tu ne peux pas tenir. On est des humains, ça signifie qu'on ne fait pas toujours bien. C'est pour ça que je considère qu'il faut toujours se remettre en question. Pour moi, si tu ne te remets pas en question, ce n'est pas bon. C'est pour ça aussi que j'aime bien travailler avec des petites élèves. Les élèves te rappellent certaines choses et puis parfois, elles te montrent de nouvelles méthodes. Ça te recadre aussi un peu. Ce n'est pas forcément bon de toujours rester dans sa petite routine.

*

Martine Al :

J'ai une règle : jamais d'amie au travail. J'avais une amie, mais elle est partie. Elle a pris sa retraite tôt. On est resté amies. Jamais amie parce qu'au début que je travaillais ici, moi, gentille comme tout, j'invitais les filles à boire le café chez moi. Je faisais des réunions Tupperware, ce genre de choses. Et puis après, j'entendais des conversations du type : « Tiens, j'ai été chez une telle, t'as vu sa cuisine ? Sa vaisselle n'était pas rangée, etc. » Ça m'a interpellé et j'ai beau avoir la conscience tranquille, je me suis dit qu'elles devaient faire les mêmes remarques quand elles sortaient de chez moi. Alors j'ai préféré stopper les invitations. Ma vie de famille, c'est ma vie de famille, les collègues, ce sont des collègues, et ce qui se passe ici reste ici. Jamais je n'ai mélangé les deux et c'est bien ainsi. Par contre, j'ai travaillé avec des filles qui n'arrivaient pas à faire la coupure entre les deux et là, c'était pénible. Elles se mettaient à parler de leurs problèmes personnels dès le matin ! Ça peut se comprendre, on a tous à un moment ou à un autre des problèmes qui nous submergent. Mais à l'époque, je n'aimais pas ça. Ça m'agaçait. J'estimais que ce n'était ni le lieu, ni le moment. Alors j'étais franche, je leur disais ouvertement et ça m'a attiré des ennuis avec certaines. Maintenant, avec le recul, je me dis que ce n'était sûrement pas la bonne façon de faire. Je reconnais qu'à une période, j'ai pu être énervante. À force, j'ai appris à mettre de l'eau dans mon vin. Je me suis calmée. Je me suis rendue compte que ça ne servait à rien de rouspéter, que ça ne faisait pas avancer les choses. Mais c'est juste que pour moi, la coupure est indispensable.

*

Patricia B :

Je ne fréquente pas mes collègues en dehors du travail. On ne va jamais manger les unes chez les autres, c'est comme ça. Personnellement, j'ai mes amies à l'extérieur.

Elisabeth :

Moi, c'est pareil. Après, c'est vrai qu'on a plus d'affinités avec certaines.

Patricia B :

Comme on a des repos fixes, on est un peu obligé de travailler avec les mêmes personnes, et ça crée forcément des affinités. Moi par exemple, je travaillais toujours plus ou moins avec Jocelyne.

Elisabeth :

Tandis que moi, je travaille avec tout le monde. Par contre, on est toujours plus ou moins la même équipe. Moi par exemple, ça fait trente-cinq ans que je travaille avec Françoise et Martine. On se connaît bien, on se raconte plein de choses : les enfants, la famille, la santé, les souvenirs d'école, on parle de tout.

Patricia B :

On parle beaucoup des enfants. Moi par exemple, j'étais enceinte en même temps que Françoise. On avait toutes les deux un gros ventre ! On portait des blouses en ce temps-là, c'était marrant. On est allé jusqu'au bout toutes les deux. Nos enfants ont un mois d'écart. Ça fait des souvenirs et ça créé des liens, forcément. Mais c'est vrai que sinon, on ne mélange pas, on ne se voit pas à l'extérieur, sauf exception bien sûr. Comme récemment, quand j'ai été en arrêt maladie pendant six mois et qu'elles sont venues me voir à la maison.

*

Nicole :

Il y avait plus de solidarité avant. Maintenant, c'est plus chacun pour soi. C'est malheureux, mais chacun regarde son planning : « Toi, tu as plus de gardes que moi. Toi, tu as plus de congés, etc. » Il faut dire que même moi, je ne viens plus travailler comme je venais travailler il y a encore dix ans. Il y a peut-être l'usure, mais il y a aussi le comportement des uns et des autres et surtout le fait que les équipes soient constamment en train de changer. Maintenant, on n'a plus le temps de bien s'entendre vu qu'on bouge tout le temps. Avant, on était dans un service, on restait des années ensemble, personne ne bougeait. Tandis que maintenant, ça ne fait que ça. On est toujours en train de bouger, alors c'est difficile de cohabiter. On n'a pas le temps de se connaître. On n'arrive plus à créer des vraies affinités. On ne nous laisse pas le temps. Les petites remplaçantes sont pleines de bonne volonté, mais un jour elles sont-là, le lendemain elles sont là-bas... Comment veux-tu faire ?

C'est terrible de bouger des équipes qui s'entendent bien. Ça fiche tout en l'air. Alors je ne sais pas si c'est pour mieux régner, mais c'est vraiment dommage, surtout quand l'équipe tourne bien. C'est fatigant et ça démotive les gens.

Moi, personnellement, si j'étais plus jeune, je partirais. C'est trop difficile ici. On n'a rien le droit de dire, on ne nous demande jamais notre avis alors que si de temps en temps on nous consultait, je pense que ça irait mieux parfois.

*

Martine A :

Moi, ça va.

Pierrette :

Oui, bon, il y a des hauts et des bas comme partout, mais dans l'ensemble, ça va.

Martine A :

Quand j'entends ce qui peut se passer ailleurs, je me dis qu'on est bien.

Pierrette :

Après l'école, je suis revenue au premier et depuis ce temps-là, on travaille toutes ensembles. Il y a des hauts et des bas, forcément, sur toute une carrière. Mais dans l'ensemble, ça se passe bien. On s'entend assez bien au niveau du travail.

Martine A :

Moi, j'ai commencé par le deuxième étage du Long Séjour et ensuite, je suis descendue au premier. J'ai presque toujours travaillé avec Françoise, Martine, Patricia, etc. J'étais dans une équipe, ensuite dans l'autre équipe, mais je restais dans le service.

Pierrette et moi, on était collègues, mais depuis le mois de juillet 2013, on va à la piscine ensemble. C'est récent, avant on ne se voyait jamais à l'extérieur.

Pierrette :

Oui, jusqu'à l'année dernière, on ne se voyait pas à l'extérieur.

Martine A :

Ce n'est pas évident parce qu'on a chacune notre vie.

Pierrette :

Et puis moi, je suis très occupée chez moi. J'ai quatre garçons et maintenant trois petits enfants.

Martine A :

C'est moi qui l'ai un peu poussée pour aller à la piscine, car Pierrette, si on ne la bouge pas, elle ne sort pas de chez elle !

Pierrette :

C'est vrai que je suis pantouflarde. J'aime bien rester chez moi, dans mon jardin ou dans ma cour. Je m'y sens bien. Et puis, il y a tous les enfants qui viennent à la maison. Je fais la popote, je fais des tartes, je suis bien comme ça.

Martine A :

Mais avec les autres collègues, on ne s'est jamais vues à l'extérieur. Et puis ce n'est pas évident parce qu'on n'est pas toujours du même horaire. En ce moment, on est contente, car on se voit une fois par semaine pour la piscine, c'est bien.

Pierrette :

Et puis quand tu travailles à 100 %, c'est quand même assez difficile de s'organiser. Entre la maison et les enfants... L'année dernière, au mois de février, j'ai eu beaucoup de repos. Je ne sais plus pourquoi d'ailleurs… ?

Martine A :

Tu étais en vacances.

Pierrette :

Ah oui ! J'étais drôlement moins fatiguée d'ailleurs. J'avais envie de faire une activité. Comme ça fait plusieurs années qu'on parle d'apprendre à nager et bien je suis allée nous inscrire. C'est comme ça que depuis le mois de juillet, on apprend. Depuis, on va à la piscine une fois par semaine. On se voit donc une fois par semaine en dehors du travail.

Martine A :

Par contre, on s'envoie des SMS. On ne reste pas quatre jours sans s'en envoyer. Quand on est en vacances par exemple, on s'envoie des petits messages.

*

Françoise :

On a eu des bons moments quand même… Celle dont j'étais la plus proche, c'est quand même Martine. On a toujours été soudées. Après, j'avais des affinités avec d'autres filles, mais celle dont j'étais la plus proche, c'est Martine. On a accroché tout de suite toutes les deux et on se confiait tout. Aussi bien sur notre vie professionnelle que sur notre vie privée. Pourtant, on est différentes. Elle, elle est sensible. Elle pleure, elle rit, elle pleure, elle rit. Par contre, en dehors du travail, on ne se fréquentait pas plus que ça. L'après-midi parfois, pendant nos coupures, on allait se promener à Reims. Mais on n'était pas en permanence l'une chez l'autre.

*

Béatrice :

J'ai beaucoup de collègues et une ou deux amies. Ça s'est toujours bien passé, même quand je suis passée de jour en 2003. Même si on ne travaillait pas ensemble, les filles me connaissaient. On se voyait le matin et le soir aux transmissions. Ça fait donc trente ans qu'on se connaît !

*

Jocelyne :

J'ai des collègues et j'ai des collègues qui sont des amies. Pas beaucoup, mais je crois qu'il ne faut pas trop mélanger les deux quand même. Et puis, il y a des personnes avec qui tu t'entends bien au travail et avec qui tu ne t'entendrais peut-être pas à l'extérieur, et l'inverse. Comme je l'ai dit, il y en a une ou deux avec qui je m'entends particulièrement bien. Je trouve que c'est important. Sinon, quand il y a un problème dans le service, on en parle entre nous. Pour ça, on est plutôt soudé. Bon, il y a des « coups de gueule » quand même, mais ça s'arrange toujours. Je pense que c'est important de bien s'entendre dans un service.

*

Patricia R :

On travaille en équipe et personnellement, je trouve que ce travail d'équipe est très important. Quand l'équipe est très soudée, ça forme comme un noyau et dans ces cas-là, on fait du très bon travail. La solidarité, la connaissance des filles avec qui tu travailles, c'est primordial. Je pars du principe que la relation d'équipe doit être saine et équilibrée. Ça signifie aussi que les gens soient responsables et qu'ils acceptent les idées des autres. Avant, le travail était difficile physiquement et psychologiquement, mais on avait un soutien hyper important au niveau de l'équipe. Ça faisait comme un noyau. Grâce à cette solidarité, à ce travail d'équipe, quand tu avais une difficulté, tu pouvais en parler et on essayait de trouver des solutions à plusieurs.

Les infirmières

Patricia B :

On se soutient entre aides-soignantes quand il y a quelque chose. Et c'est vrai que personnellement, je discute moins avec les A.S.H. et les infirmières.

Elisabeth :

Quand elles ont besoin, on va les voir, mais c'est vrai qu'avec les A.S.H. et les infirmières, ce n'est pas pareil. Sauf quand on est à la pause.

Patricia B :

Après, ça dépend des caractères aussi. Moi, déjà, de nature, je ne parle pas beaucoup.

Elisabeth :

Je ne suis pas une bavarde non plus. Mais sinon, globalement, on s'entend assez bien.

Patricia B :

Personnellement, il y a des choses que je dirais facilement à Martine, Françoise ou Elisabeth mais que je ne dirais pas aux infirmières. Surtout maintenant où on a beaucoup de nouvelles. Il y a aussi une question de génération. Il faut reconnaître que parfois, on travaille avec des jeunes et on ne sait pas quoi leur dire.

*

Martine Al :

Au début, quand j'ai commencé à travailler, on s'entendait toutes bien, que ce soient les infirmières ou les aides-soignantes, et on travaillait toutes ensemble. Les infirmières n'étaient pas nombreuses. Les aides-soignantes faisaient les médicaments, préparaient les gouttes. Enfin, elles faisaient un peu le travail des infirmières. Je crois qu'on n'avait pas de cadre de santé. Quand on avait un problème, on allait voir madame H., l'infirmière. Elle était un peu notre référente. Et puis au fil des années, les relations se sont dégradées. Alors après, on a arrêté de donner les médicaments. On trouvait que les infirmières abusaient de nous. Malgré une circulaire disant que les aides-soignantes n'avaient plus le droit de donner les médicaments, on continuait de le faire. Alors comme ça n'allait plus avec les infirmières, on a demandé à ne plus les distribuer. Les résidents étaient de plus en plus grabataires et nous, on n'arrivait plus à suivre. Et on le voit maintenant, on a suffisamment à faire avec nos tâches. À cette époque, les infirmières quittaient à 16 heures alors que nous, on quittait à 20 heures ! C'était du temps de madame F. Les infirmières faisaient ce qu'elles voulaient. Nous, on était les « boy » !

C'est pour ça qu'on a décidé de mettre le holà. Pour résumer, elles ont un peu abusé, et nous, on s'est rebellé. Mais il faudrait en discuter avec Martine M., car c'est elle qui a pris la tête de ce combat, avec Josiane. Je me souviens qu'au début, c'était tendu. C'était un peu la guéguerre entre les infirmières, enfin certaines, et nous. Elles n'acceptaient pas. On a tenu bon, on s'est battu dans les instances. On demandait juste à ce que chacun reprenne ses tâches. À l'époque, je faisais partie du Comité Technique d'Etablissement (C.T.E.). et de la Commission des Soins Infirmiers de Rééducation et Médico Techniques (C.S.I.R.M.T.) Qu'est-ce que j'ai pris ! C'était monsieur R. le directeur. Il nous soutenait. Les infirmières le savaient alors après, elles se sont un peu vengées. On en a pris plein la figure.

Le combat a duré des années, mais pour finir, on a obtenu gain de cause. La décision est passée en C.T.E. et c'est pour ça qu'aujourd'hui, on n'a plus le droit de donner des médicaments. Bien sûr, les infirmières peuvent déléguer, elles peuvent nous dire : « Tiens, je pose le médicament à tel endroit, tu le donneras à madame untel. » Mais si elles le posent sur la table sans rien nous dire, on ne le donne pas. Il faut bien comprendre que si tu donnes un médicament, tu es responsable ! Une fois que la décision est passée, les infirmières ont refait leur organisation et pour nous, ça a été un vrai soulagement. Et par la suite, on s'est réconcilié.

*

Martine M :

Dans le temps, en tant qu'aide-soignante, on faisait des choses qu'on n'aurait jamais dû faire, car on n'était pas formé pour. On faisait les lavements, des « calci », des perfusions sous-cutanées, alors que normalement, c'était le travail des infirmières. Les médicaments non plus, ce n'était pas à nous de les donner. À force, on en a eu assez. On s'est révoltées. On a demandé à ce que les infirmières reprennent leurs tâches. Parce que lorsqu'à l'école d'aide-soignante tu apprends que tu fais des choses que tu n'es pas censée faire, forcément, tu te remets en question. Tu as peur. Tu te dis que si un jour il y a un problème, tu ne seras pas protégée. Donc, c'est de là qu'est né notre combat pour faire appliquer les règles, car on peut appeler ça un combat, ou une révolte ; une révolte contre le comportement infirmier de l'époque.

C'est monté progressivement. Il y a eu plusieurs événements, une suite d'étapes qui ont préparé le terrain. Déjà, il y a eu une cadre de santé, madame L., qui a fait avancer les choses. Elle, on peut dire que c'était un « cheval » dans la maison ! Mais une femme juste, qui savait reconnaître le travail effectué. Elle savait dire : « Merci mesdames ». On n'en a pas connu beaucoup des cadres de santé qui se comportaient comme elle. Elle a commencé par supprimer des choses qui dataient du temps des sœurs. Après, elle a demandé à certaines infirmières de se remettre un peu en question. Elle a commencé à préparer le terrain. Mais pour moi, le déclencheur, ça a été le travail fait sur l'étude des charges, à la fin des années 1990 si mes souvenirs sont bons, où chaque agent devait comptabiliser son volume horaire de travail. Ça devait déboucher sur un rapport. À cette occasion, on a reçu des gens de l'extérieur. Dans les réunions, ils avaient tendance à défendre les infirmières et à ne voir que par elles. C'est à partir de là que ça a commencé à s'envenimer. Ensuite, les fiches de poste sont arrivées et c'est là qu'on a dit stop, qu'on a commencé à refuser de donner les médicaments et qu'on s'est mis à dos certaines infirmières. Pourtant, ça n'avait rien d'exceptionnel. On voulait simplement faire appliquer une circulaire qui disait que les aides-soignantes n'étaient pas habilitées à distribuer les médicaments. D'ailleurs, cette circulaire je l'ai quelque part. J'en avais même fait une photocopie au cas où on me la piquerait ! *(rires)*

Le pire, c'est qu'il n'y avait rien de nouveau. Même moi, quand j'ai fait l'école en 1981, il n'était pas question que les aides-soignantes donnent les médicaments. Je faisais déjà partie du syndicat F.O. (Force Ouvrière). Josiane, une collègue, qui était secrétaire du syndicat, m'a beaucoup soutenue. Elle a été jusqu'au bout. Les filles aussi nous soutenaient même si certaines n'osaient pas trop le dire.

Et puis il y a aussi un autre changement qui explique ce combat : l'augmentation de l'effectif infirmier. Pour faire court, un jour, dans une instance, le directeur a dit qu'il voulait transformer des postes d'aides-soignantes en postes d'infirmières. On a dit qu'on était contre. Etre moins nombreuses et continuer à faire le boulot, il n'en était pas question ! C'est aussi ça qui a mis le feu aux poudres. À l'administration, ils ont pris conscience que s'ils voulaient plus d'infirmières, ils avaient intérêt à appliquer la circulaire sur les médicaments. On a fini par obtenir gain de cause. Les infirmières se sont mises à donner les médicaments et pour nous, ça a changé pas mal de choses. Ça nous a soulagé d'une sacrée charge. Ça nous a aussi permis de prendre un peu plus de temps avec les résidents pour les changes et tout le reste. Et tout ça, c'est un peu grâce à monsieur R. C'est lui qui nous a aidées à faire reconnaître que chaque métier avait une fonction définie. D'ailleurs, il y a quelque chose dont je me souviendrai toute ma vie. Peu avant son départ, lors d'un C.T.E. je crois, il a dit : « Vous savez mesdames, je vais toutes vous mettre de la même couleur parce qu'ici, tout le monde à la même importance et vous devez avoir la même reconnaissance. » Il parlait des tenues. Il a ajouté : « Ce n'est pas grand-chose, mais c'est un cadeau que je veux vous offrir avant de partir. » C'est vrai que ce n'était pas grand-chose, mais ça nous a fait du bien. C'était important pour nous de voir qu'on était enfin considérées. Et pourtant, il était dur ce directeur ! Il n'était pas du genre à faire des cadeaux.

Mais attention, le combat n'était pas gagné pour autant. Il n'y avait rien d'acquis. On l'a bien vu quand monsieur Ch. est arrivé. Il a voulu qu'on redonne les médicaments. Il nous a ressorti un texte qui, c'est vrai, quand on le lisait, pouvait laisser penser que ce n'était pas aux infirmières de donner les médicaments. Donc, à chaque fois, il fallait que je retourne voir monsieur Ch., la circulaire à la main, pour lui dire : « Non, ce n'est pas à nous de le faire, ou alors si on redonne les médicaments, vous devez diminuer les postes d'infirmières ! » Heureusement, monsieur Ch. était très humain, il cherchait toujours à comprendre avant de prendre une décision.

Bien sûr, toute cette affaire a créé des tensions dans l'hôpital. L'ambiance a changé. Certaines infirmières m'en ont voulu. Il y en a même qui ne voulaient plus me parler ! Elles le prenaient comme une attaque personnelle alors que ce n'était pas le cas. Je voulais juste remettre en cause leurs privilèges et surtout défendre nos droits. Aujourd'hui, c'est oublié, mais à l'époque, ça a bardé. Certaines m'en ont voulu jusqu'à leur départ ! Heureusement, quelques infirmières nous soutenaient. Elles travaillent encore ici à l'heure où je parle. Elles étaient d'accord pour reprendre leurs tâches et la distribution des médicaments. Elles nous ont aidées. C'étaient des filles qui voulaient faire leur travail consciencieusement. Pour elles, c'était naturel de participer à la prise en charge des résidents. Heureusement qu'on a eu des filles comme elles pour faire avancer les conditions de travail !

Enfin, pour résumer, c'était un sacré combat ! Un combat pour la défense de nos droits et pour l'obtention de fiches de poste claires. J'avoue que depuis, on n'a jamais vraiment pris le temps d'en reparler avec certaines infirmières. Les relations ne sont pas encore au beau fixe, car même à l'heure où je parle tout n'est pas gagné, mais je reconnais qu'il y a du mieux par rapport à cette époque. Et il faut que ce travail continue pour favoriser le travail d'équipe et surtout le confort des personnes âgées.

*

Françoise :

J'avais de bonnes relations avec certaines. Mais tu sais, quand j'ai commencé, elles n'étaient pas nombreuses. Par contre, on a été en conflit avec elles un peu plus tard à cause des médicaments. Elles ne faisaient pas grand-chose de leurs journées et pendant ce temps-là, nous, on se tapait tout le boulot ! Et en plus, elles avaient le droit de tout !

Ce n'était pas normal. Je n'étais pas encore avec Martine en C.T.E. à l'époque, mais je la soutenais.

*

Jacqueline :

Au début, il fallait vouvoyer les infirmières. Et elles insistaient ! Par contre, je crois que de leur côté, elles nous tutoyaient. Elles aimaient bien donner des ordres aussi. Je parle des vieilles infirmières. Maintenant, ce n'est plus du tout pareil. Avec les nouvelles générations d'infirmières ça va mieux. On se tutoie, on se parle simplement. Mais dans le temps, elles avaient un grade au-dessus et elles ne se gênaient pas pour nous le faire sentir. Au niveau du travail aussi c'était compliqué. On faisait tout, on donnait même les médicaments à leur place ! Elles se contentaient de les poser sur la table et ensuite, elles tournaient les talons ! C'était pourtant à elles de le faire ! Il y avait vraiment de l'abus. Surtout qu'on ne peut pas dire qu'elles étaient débordées par les gros soins. Pas dans un établissement comme le nôtre... Et si tu avais besoin d'aide pour accompagner un résident aux toilettes ou simplement parce que tu étais en difficulté, tu pouvais toujours attendre. Elles ne venaient pas t'aider !

*

Jocelyne :

Ça va, il n'y a pas de problème, on s'entend bien quand même.

*

Isabelle :

Je trouve que maintenant on travaille plus en équipe avec les infirmières qu'avant. Quand je suis arrivée, les infirmières ne nous aidaient pas. Je ne dis pas que maintenant elles sont avec nous et qu'elles nous aident, mais si on a un problème, on va tout de suite se référer à l'infirmière. Donc, personnellement, je vois quand même une amélioration. Certaines filles vont peut-être te dire le contraire, mais moi, je vois une amélioration au niveau de la communication entre elles et nous. Je ne dis pas qu'on travaille ensemble… Ça serait bien d'ailleurs qu'on travaille ensemble comme ça se fait ailleurs. Mais peut-être qu'ici ce n'est pas faisable, après tout… ? Peut-être que la population n'est pas adaptée à ce genre de pratiques ? À Reims, dans certains services, l'aide-soignante travaille en tandem avec l'infirmière. J'ai fait des stages en traumatologie et je me souviens que s'il y avait un soin à faire, tu faisais le soin avec l'infirmière et ensuite elle t'aidait à lever le malade pour la toilette. Tu faisais tout avec. Ici, si j'ai besoin d'une infirmière pour m'aider et que je demande, elle va m'aider, mais il faut que je demande... C'est déjà une évolution par rapport à avant. Au moins, maintenant elle t'aide. Mais tu es obligée de demander, ce n'est pas forcément spontané ! *(rires)*

Le travail de nuit

Nicole :

Ce n'est pas le même travail que le jour. La nuit, tu ne fais que les changes, passer les bassins et répondre aux sonnettes. C'est de la surveillance, c'est tout. Tandis que la journée, tu as les changes, les toilettes, les bains, les lits à faire, lever et installer les résidents dans leurs fauteuils, servir les repas, les faire manger. La nuit, tu les fais boire, mais tu ne les fais pas manger. C'est sûr que la nuit est plus propice aux angoisses, mais dans l'ensemble, ils dorment. Rien que le fait d'avoir une présence, de discuter un peu avec nous, ça les rassure et ils s'endorment. Il y a aussi des gens qui appellent parce qu'ils ont des douleurs.

C'est amusant qu'on en reparle puisque je viens de les faire justement. Je les ai faites il y a trente ans et je les refais maintenant. C'est quand même plus facile maintenant avec les protections. À l'origine, je ne devais faire que trois nuits et finalement ça a duré trois mois. J'ai remplacé une aide-soignante qui était malade. Après, je ne les ai plus jamais refaites et puis là, il y a eu des demandes alors je me suis dit que j'allais essayer. J'ai refait le mois de juin.

La nuit, comparé au jour, c'est plus calme. Déjà, tu n'entends pas tous les cancans de la journée. Et puis tu n'as pas de chef sur le dos. Tu as ton travail, tu le fais, mais c'est plus décontracté, car tu peux avancer à ton rythme. Par contre, quand tu travailles de nuit, tu es déconnectée. Socialement, tu es quand même à l'écart. Tu te lèves à 14 heures, les gens sont au travail, il n'y a personne dans les rues. Tu dors quand les gens vont travailler. Mais l'avantage, c'est que tu es mieux payée. Après, c'est un travail en dix heures… C'est différent des huit heures de jour, mais je trouve que ça passe relativement vite.

Quand j'étais plus jeune et que je faisais mes premières nuits, il y avait un résident en Maison de Retraite qui ouvrait les portes à 5 heures du matin pour l'équipe du Gros Ménage et l'Atelier. Parfois, tu sortais d'une chambre en Médecine et tu tombais nez à nez avec un sans-abri, le baluchon sur l'épaule, qui venait chercher un petit déjeuner ou juste prendre une douche. Quand tu es jeune, tu as un peu les pétoches, tu te dis : « Pourvu qu'il ne me mette pas un coup ! » On réagissait un peu en fonction de la personne. On pouvait refuser et lui demander de repartir, mais généralement, on offrait un café et on attendait que la cuisine ouvre pour leur demander un petit sandwich. Pour la douche, on emmenait la personne en Maison de Retraite, on lui donnait ce qu'il fallait et on la laissait prendre sa douche. Souvent, on travaillait à deux, alors c'était plus rassurant. En plus, à l'époque, il y avait des étudiants en médecine. Ils avaient une chambre dans un petit bâtiment à l'entrée de l'hôpital. Au moindre problème, plutôt que d'appeler le 15, on les appelait et ils venaient. Il y en a un qui est devenu gynécologue. Il s'appelait Pierre. Une nuit, on a eu un décès. Je l'ai appelé et il m'a aidé. On a essayé de sauver la personne, mais sans succès… Maintenant, on n'a plus d'étudiants en médecine la nuit, c'est dommage.

*

Jacqueline :

Après mon embauche, je ne suis pas restée longtemps de jour. Une collègue de nuit est partie en congé aussitôt, si bien qu'ils m'ont mise de nuit. Et je les ai faites pendant trois ans. Ça allait parce que j'étais célibataire et que je n'avais pas d'enfants, mais je n'aimais pas. Je trouve ça triste et monotone. Et puis il faut s'accorder avec la fille qui travaille avec toi…

Isabelle :

Moi aussi j'ai fait les nuits. Pendant un an et demi. Tu avais l'Annexe, la Maison de Retraite avec la passerelle d'un côté et l'U.L.S. de l'autre. On était deux aides-soignantes de chaque côté pour les nuits. L'aide-soignante titulaire venait passer sa nuit à l'U.L.S. et moi, comme j'étais remplaçante, je me tapais tout le boulot toute seule ! Ça marchait comme ça à l'époque. Ça me rappelle une anecdote. Une fois, j'étais en Maison de Retraite quand une grand-mère a sonné. Je me souviens même de son nom ! Elle n'était pas bien, elle avait mal à la tête et il fallait lui prendre sa tension. J'ai appelé l'aide-soignante qui était de l'autre côté en disant : « Voilà, madame T. est malade, elle voudrait ceci. » Elle m'a répondu : « Oui, et bien tu lui prends sa tension et puis ça va aller. » Tu te rends compte ?! Je n'étais que remplaçante, je n'avais jamais pris une tension ! Elles te laissaient toute seule pendant qu'elles buvaient leur café pendant des heures… De toute façon, la nuit, même en tant qu'A.S.H., tu faisais fonction d'aide-soignante.

Jacqueline :

Oui, moi aussi je faisais fonction d'aide-soignante la nuit. Mais la nuit, tu ne fais que des changes et de la surveillance. Tu arrives à 21 heures, tu fais les changes jusqu'à 23 heures environ. Ensuite, tu laisses les résidents dormir et à 4 heures du matin, tu recommences jusqu'à 6 heures. Qu'est-ce que tu veux faire d'autre ?

Isabelle :

Moi, ce qui m'a traumatisé la nuit, c'est le fait de rester toute seule dans les bâtiments. Car en plus de la Maison de Retraite, il fallait que tu ailles à l'Annexe puis à la

Communauté. Il fallait donc traverser la passerelle. Tu entendais plein de bruits, c'était atroce ! *(rires)*

Jacqueline :

J'étais avec madame L. Oh, mon dieu… !

Isabelle :

Moi aussi ! C'était une aide-soignante.

Jacqueline :

Mais elle était aussi médecin, surveillante, tout ce que tu veux ! Elle passait son temps à appeler son fils au téléphone !

Isabelle :

Pendant que toi tu faisais tout le boulot !

Jacqueline :

Elle passait son temps au téléphone et après, elle venait te surveiller pour voir si tu avais bien fait ton travail… Elle vérifiait tout, elle mettait même des petites marques sur les bouteilles d'eau pour voir si tu les avais fait boire ! Je pense qu'on est plus cool avec les remplaçantes que les anciennes ne l'étaient avec nous.

Isabelle :

Oh oui ! Elles restaient assises pendant des heures pendant que toi, tu trimais ! Elles s'en foutaient, c'était « Débrouille-toi, fais le boulot ! »

Jacqueline :

Pour elle, c'était normal, c'était comme ça.

Isabelle :

Elles étaient anciennes, alors c'était à nous de trimer. Après, je n'ai plus fait les nuits. J'étais à l'U.L.S., au deuxième, et là, ça se passait bien. C'est bizarre, mais ce sont les nuits qui m'ont le plus marquée ici !

Jacqueline :

Moi, au départ, les nuits, c'était juste pour un remplacement de congé maternité. Ils m'ont quand même laissée trois ans... Et ensuite, je suis retournée de jour.

Isabelle :

Oui, parce qu'avant, tu avais quand même les veilleuses attitrées.

Jacqueline :

C'était encore le cas il n'y a pas si longtemps... Donc ensuite, Yvette est revenue de congé et moi, je suis retournée de jour. Ça m'a fait du bien. J'étais contente parce qu'au niveau du rythme, c'est dur les nuits. Je dormais toute la journée. Je me levais à 17 heures, je prenais mon petit déjeuner avec café, tartines, etc. C'est logique vu que j'allais me coucher à 7 heures du matin ! Et je retournais à l'hôpital pour 20 heures. Ça m'a complètement cassé le sommeil.

Isabelle :

Moi par contre, je ne me rappelle plus du rythme que j'avais quand j'étais de nuit. En plus, à ce moment-là, mon mari partait la semaine. Quand il rentrait le vendredi soir, si je faisais les nuits, et bien ce n'est pas compliqué, je ne le voyais pas ! Non, ce n'était pas marrant. Et puis les nuits, ça fait peur... Quand on faisait Gilbert Cesbron et qu'après, il fallait aller en Maison de Retraite pour aider, c'était terrible. Il fallait passer par les sous-sols. Quand on sortait de l'ascenseur, il y avait la morgue tout de suite à côté. Une fois, la porte de la morgue était restée ouverte. J'entends encore Jocelyne pousser un cri ! *(rires)*

Je te garantis qu'on n'est pas allé voir. On était morte de trouille, on s'est sauvé en courant et on a appelé les vieilles aides-soignantes. Yvette est allée voir et elle nous a dit : « Bande d'imbéciles, c'est moi qui avais oublié de refermer ! »

On avait tellement la trouille que dès qu'un ascenseur s'allumait, on allait se planquer dans une chambre ! Il y avait des internes qui faisaient les nuits à cette époque. Ils couchaient dans un bâtiment à l'entrée de l'hôpital. Une fois, j'étais avec Jocelyne, on travaillait au premier quand on a entendu l'ascenseur monter. Sauf qu'à part nous, personne n'était censé se trouver-là ! On n'a pas demandé notre reste. On est allé se planquer dans une chambre tout au bout et on a appelé l'interne : « Il faut que tu viennes, il y a quelqu'un ! » Il a mis un temps fou à nous trouver. Tu parles, on était planqué dans les toilettes de la chambre ! Il nous a dit : « Bande d'imbéciles, c'est une grand-mère du deuxième qui appuie sur le bouton ! » On ne serait pas allé voir. *(rires)*

J'avais trop peur la nuit ! C'est pour ça que lorsqu'ils m'ont enlevé et qu'ensuite, ils ont voulu m'y remettre, ça m'a tué ! En plus, tu savais que tu allais te retrouver toute seule puisqu'on te laissait toute seule !

Jacqueline :

La nuit, c'est tellement calme que tu entends plein de bruits. Et c'est vrai qu'à l'époque, dans les vieux bâtiments, ça craquait de partout. Tu entendais des bruits bizarres, ou l'ascenseur qui se mettait en route alors qu'on était toutes ensemble. Ça faisait un drôle d'effet. Il y a des filles qui ont déjà vu passer des gens…

Isabelle :

C'est pour ça que j'ai voulu arrêter les nuits. Je voulais bien faire les nuits, mais pas toute seule. Il aurait pu nous arriver quelque chose… Non, mais c'est dingue quand tu y penses ! J'avais la Maison de Retraite, les deux étages, la Médecine, l'Annexe, plus la Communauté à surveiller ! Ça en fait des résidents ! Et l'autre, qui partait boire son café pendant des heures !

Jacqueline :

C'est vrai qu'elle ne fichait rien, elle !

Isabelle :

Même les autres, ce n'étaient pas des tendres !

Jacqueline :

Depuis quelques temps, toutes les aides-soignantes doivent refaire sept nuits tous les deux ou trois mois.

Je les ai donc refaites il n'y a pas longtemps, mais ça ne va pas du tout ! J'ai une collègue par exemple qui est obligée de prendre des somnifères pour pouvoir dormir la journée. Et oui, quand tu travailles de nuit, il faut bien dormir la journée ! Les nuits, ça te perturbe complètement ! Tu es crevée, quoi que tu fasses. Tu es lessivée. Parce que tu as beau aller te coucher le matin, ce n'est pas du tout le même sommeil. Sans compter qu'après t'être couchée à 7 heures du matin pendant une semaine, il faut que tu reviennes de jour ! En résumé, on nous demande de faire sept nuits tous les deux ou trois mois. J'en ai fait en avril, j'en refais fin juin, et après j'en refais en septembre. Cinq nuits, ça aurait été bien, mais sept, c'est trop.

*

Martine Al :

Un an avant de partir à l'école d'aide-soignante, je suis passée de nuit. Je n'avais plus de nourrice, c'était donc le moment d'essayer et comme ça m'a plu, j'ai continué et j'ai ainsi pu élever mon fils jusqu'à ses douze ans. J'ai donc fait douze ans de nuit. Ensuite, j'ai arrêté trois ans et j'ai refait une ou deux années de nuit.

La nuit, on était plus dans les soins. Parce que la nuit, comme il n'y avait pas d'infirmière, tu devais faire un peu tout. En ce temps-là, les résidents n'avaient pas de protection, alors on faisait au moins deux ou trois tours de changes par nuit. Je me souviens qu'il y avait beaucoup d'escarres à l'époque. À chaque fois qu'ils urinaient, on était obligé de refaire les pansements. On n'arrêtait pas de la nuit ! Par contre, j'appréciais la tranquillité qu'on pouvait avoir. Tu arrivais, tu savais ce que tu avais à faire. C'était dur, mais au moins tu n'avais personne sur le dos. On travaillait à deux, donc en général, tu t'entendais bien avec la fille qui travaillait avec toi. Au départ, il y avait deux filles en Long Séjour et une en Médecine. Quand le travail au Long Séjour était fini, l'une des deux se détachait pour venir aider celle de Médecine à faire les changes. J'ai aussi vu des choses plus tristes. Parfois, on nous amenait des corps extérieurs ; des accidentés de la route par exemple. Ça passait directement par nous. Et on n'appelait pas le médecin. C'était à nous de juger si la personne était morte ou non. De retour chez moi, j'avais des difficultés à trouver le sommeil à cause de ça. En moi-même, je me disais : « Je l'ai mis à la morgue, mais si ça se trouve, il n'est pas mort ! » C'était à ce point-là ! Forcément, puisque personne ne venait constater le décès à cette époque. Je voyais bien que la personne était morte, déjà à son aspect et puis je lui prenais quand même le pouls, mais ça n'empêche… J'avais toujours peur de me tromper. Comme je ne suis ni infirmière, ni médecin, j'avais toujours un doute. Je me disais : « Si ça se trouve, demain ils vont me téléphoner pour me dire qu'il n'est pas mort. » C'est dingue de penser ça ! Je trouve qu'on avait beaucoup trop de responsabilités. Du coup, à chaque fois qu'on recevait un accidenté de la route, j'avais une appréhension. Et vu que j'habitais Fismes, j'avais toujours peur que ce soit une connaissance et malheureusement, c'était parfois le cas. Les pompiers t'amenaient le corps, mais naturellement, ils ne te donnaient pas son nom. Des fois, tu soulevais le drap et tu te disais : « Mince, je le connais. » Ensuite, il fallait le déshabiller et le nettoyer. J'avoue que j'ai mal vécu cette partie de mon travail. Même après douze années, quand je suis repartie de jour, je me suis sentie soulagée. Je trouve que la nuit, on a une grosse responsabilité. En plus, je me souviens qu'en cas de problème, les médecins ne se déplaçaient pas. Tu les appelais, ils te disaient quoi faire au téléphone. Par exemple : « Vous lui faites une injection de ça ! » Des fois, en moi-même, je me demandais si les produits pouvaient se mélanger entre eux. Quand les personnes étaient encombrées, il fallait qu'on les aspire. Maintenant, on n'a plus le droit de le faire, mais à l'époque, si. Comme je l'ai dit, on avait beaucoup trop de responsabilités.

Après, ils ont fait venir des étudiants en médecine. C'était déjà des médecins, mais qui faisaient une spécialité, souvent la dermatologie d'ailleurs. On a bien sympathisé avec eux. Ils logeaient dans des studios à l'entrée de l'hôpital, à l'emplacement actuel du C.L.I.C. Tous les soirs, il y avait un étudiant de garde. Il venait nous voir à 20 heures quand on arrivait. On l'appelait seulement en cas de besoin. En général, on essayait de ne pas les déranger. On savait qu'ils avaient cours le lendemain. Mais le simple fait de les savoir pas loin, c'était déjà rassurant.

*

Béatrice :

J'ai travaillé de nuit pendant dix-neuf ans. À mon avis, on ne peut pas comparer le travail de jour et le travail de nuit. Ce sont vraiment deux mondes différents. La nuit, les résidents sont censés dormir, mais évidemment, ils ne dorment pas toujours. Donc, la nuit, notre travail consiste surtout à les rassurer. C'est la particularité de la nuit. Bon, après, il y a du travail, il faut y aller, mais une fois qu'il est fait, tu as beaucoup plus de temps pour rassurer les résidents, pour parler avec eux. Quand je suis arrivée, on parlait beaucoup. Moins maintenant, car la population a changé. Les personnes âgées rentrent de plus en plus tard, vers quatre-vingt-dix ans. Maintenant, quand une personne rentre à l'hôpital, c'est qu'elle ne peut plus rester seule chez elle, car elle est très âgée et très fatiguée.

Quand j'ai débuté, lorsqu'on passait dans les chambres, les gens ne dormaient pas encore. On pouvait discuter un peu. Ils étaient contents de voir du monde parce qu'ils recevaient peu ou pas de visites. Il suffisait que tu parles avec eux dix minutes pour qu'ils soient contents. Ça les rassurait : « Eh bien je suis contente d'avoir parlé, ça va mieux ! » ils nous disaient. C'était bien. C'était simplement être à leur écoute. Les personnes âgées ont besoin d'être entendues. D'être écoutées et entendues. Ça, c'est important. Alors que maintenant, lorsque l'équipe de nuit arrive, les résidents dorment déjà, donc l'échange n'est plus du tout le même.

La nuit, on faisait beaucoup de changes, mais par contre, au début, on donnait aussi les médicaments, car il n'y avait pas d'infirmière. On a connu les internes aussi. Ensuite, il n'y en a plus eu. Puis, on a eu quatre aides-soignantes pendant des années et maintenant, on a infirmière et aides-soignantes.

Pendant toutes ces années, j'en ai vu des choses. On a même vu une vache une fois ! Et même un cheval dans la cour ! *(rires)* Ça nous arrivait aussi de croiser des S.D.F. Quand ça arrivait, on leur faisait un petit casse-croûte ou une bricole. Par contre, on n'aimait pas trop les rôdeurs. Certaines nuits, on entendait du bruit, on voyait des ombres. Et quand tu n'es qu'à deux, ça fait peur. Généralement, on restait ensemble. On ne se séparait pas et on prévenait les filles de l'autre côté ou l'administrateur de garde.

Entre nous, on tournait. Une nuit on était à l'U.L.S., l'autre nuit en Maison de Retraite. En Maison de Retraite, c'était moins dur qu'à l'U.L.S., c'est pour ça qu'on tournait. On croisait les filles de jour à la relève, donc dix minutes le matin, dix minutes le soir. Ce qui fait qu'on était quand même coupées du monde.

Je suis restée de nuit par choix personnel. Ça m'a permis d'élever mes enfants. Au départ, ce n'était pas un choix personnel. On m'a proposé une mutation sur ce poste, je n'ai pas refusé pour être sûre d'avoir la mutation et en fin de compte, j'ai trouvé que ce n'était pas si mal que ça. Sauf pour le sommeil, car c'est évident que tu dors beaucoup moins que quand tu travailles de jour. D'ailleurs, ce n'est pas du tout le même sommeil. La preuve, j'ai arrêté les nuits au bout de dix-neuf ans et c'est seulement à ce moment-là que je me suis rendue compte, en pouvant comparer donc, que lorsque je travaillais de nuit, j'avais toujours un fond de fatigue en moi. D'ailleurs, mon mari dit qu'à partir du moment où j'ai arrêté les nuits, je suis devenue beaucoup moins agressive. C'est pour ça que maintenant, à choisir, je préfère travailler de jour. Quand je travaillais de nuit, en général, je dormais cinq heures par jour. Je me couchais vers 8 h 30 et je me levais vers 13 h 30. Je me réveillais toute seule.

Point de vue santé, je pense que ça m'a un peu chamboulée aussi, mais je ne m'en suis rendue compte que lorsque j'ai arrêté, en comparant tout simplement. Quand pendant dix-neuf ans tu as un fond de fatigue en toi, tu fais avec. Tu n'y fais plus attention à la fin, ça te parait normal. Mais par contre, je n'ai jamais pris un seul cachet pour dormir de ma vie ! Et pour changer de rythme, quand je suis passée de jour, il m'a fallu un petit mois d'adaptation, pas plus.

Il faut voir aussi que quand tu travailles de nuit, tu vis à l'envers. Tu es coupée du monde. À l'époque, ça ne me dérangeait pas, car c'était mon choix et que pour moi, la famille, c'est important. Quand je dis « ma famille », je parle de mes enfants et de mon mari. Ça nous arrangeait tous, donc c'était très bien comme ça. Mais arrive un moment où c'est bien aussi de repasser de jour.

*

Jocelyne :

Je n'ai fait les nuits qu'en 1984. Ça a duré un an et je ne les ai pas refaites depuis. Sauf que là, je dois les refaire à partir de la fin du mois, parce que je n'ai pas le choix. Ça m'embête un peu, mais c'est comme ça, on verra bien si je tiens le coup. Je n'ai plus vingt-quatre ans ! La nuit, déjà, tu ne travailles qu'à deux, il n'y a personne d'autre. Les gens dorment, ce n'est donc pas du tout la même relation. Et puis la journée, tu dors. En fin de compte, tu ne vis pas. Moi, je n'aime pas du tout. Quand je les ai faites en 1984, j'étais jeune. J'allais dormir, mais ça ne m'empêchait d'aller faire la fête le lendemain tandis que maintenant, je ne pourrais plus. Et puis je voyais les choses différemment. Je pense que ça va me paraître difficile, car il va falloir que je lutte contre le sommeil. Mais au niveau charge de travail, je pense que ça doit être moins lourd qu'en 1984. Je crois que c'est surtout le manque de sommeil qui va me sembler difficile.

Les qualités nécessaires

Patricia B :

Déjà, il faut de la patience. Et il ne faut pas être fragile psychologiquement.

Elisabeth :

Il faut aimer la personne âgée. Et puis il faut une certaine force physique quand même. La gentillesse est aussi une qualité importante. Et il vaut mieux avoir le sourire, aussi. Il faut être aimable et serviable et avoir un moral d'acier.

*

Martine Al :

Il faut toujours considérer le résident comme une personne et surtout pas comme un objet. La personne a beau avoir un certain âge, il faut la respecter. C'est un être humain avant tout. Et même si elle t'insulte, même si elle te dit des bêtises, il ne faut jamais s'énerver, il faut être patient. Il faut être observateur aussi, très observateur même. Mais ça, ça s'apprend avec le métier, avec l'expérience. C'est pour ça que les anciennes aides-soignantes voient plus de choses que les jeunes. Des fois, les résidents ne sont pas bien, mais ils n'arrivent pas à dire ce qu'ils ont. Par exemple, un mal de ventre. Si tu es observateur, tu le remarques, alors tu peux essayer de comprendre ce qui se passe. Mais ça, quand j'étais plus jeune, je ne le faisais pas. C'est au fil des années qu'on acquiert de l'expérience. Avec l'expérience, j'arrive aussi à voir quand les gens n'ont plus que quelques jours à vivre. Et je me trompe rarement, pour ne pas dire jamais…

Je le vois déjà à l'état général, au niveau du teint aussi et du nez. Quand les résidents ont le nez qui commence à pincer, c'est mauvais signe. Quand ils n'arrivent plus à déglutir ou qu'ils ont du mal à manger ou qu'ils refusent la nourriture, c'est qu'ils n'ont plus envie. Ce sont beaucoup de petits détails qu'il faut savoir observer. Le travail de nuit m'a beaucoup appris à ce niveau-là. Parce que la nuit, tu surveilles particulièrement les gens qui sont en fin de vie. Moi, en travaillant la nuit, j'ai vu beaucoup de décès, car comme je l'ai déjà dit, c'est la nuit qu'il y en a le plus. Donc, tu as tendance à bien surveiller la personne qui n'est pas bien, car tu ne voudrais pas la laisser aux collègues du matin. Si elle part quand tu es encore là, autant que ce soit toi qui t'en occupes. Alors tu passes la voir plus souvent. Généralement, comme je quittais à 6 heures du matin, à 5 heures 45, j'allais voir si la personne à surveiller était toujours-là. Je ne serais pas rentrée chez moi sans être passée avant. Parfois, ça arrive que la personne décède entre ton départ et le passage des filles, le temps qu'elles fassent le tour des chambres, mais ça ne me serait pas venu à l'idée de laisser une personne décédée à la collègue de jour. Dans ce cas, même si tu es sur le point de partir, c'est toi qui t'occupes de sa toilette et qui l'habilles.

Pour en revenir aux qualités, j'ai remarqué que lorsqu'on regarde les jeunes travailler, on voit tout de suite celles qui sont faites pour le métier. On voit celles qui aiment le relationnel. Elles vont vers le résident, elles s'investissent plus. C'est bizarre à dire, mais tu vois l'étincelle. Ça se joue dans les détails.

*

Martine M :

Il faut déjà aimer le contact avec les personnes âgées. Ensuite, ce qui compte, c'est le regard que tu portes sur elles et savoir les écouter. Si une fille ne prend pas le temps d'écouter un résident cinq minutes, ce n'est pas la peine qu'elle reste. L'écoute, c'est bien la première chose. On voit tout de suite les remplaçantes qui sont faites pour ce métier. Au premier contact, tu vois si la fille va prendre le temps d'écouter le résident. Pour moi, c'est ça qui compte. Le regard sur la personne, l'écoute, le respect de la personne, aussi bien physiquement que moralement.

Le reste, savoir les remonter, tu l'apprends, savoir faire une toilette, tu l'apprends... Et aussi apprendre à ne pas te faire « manger » lorsque tu es sûre d'avoir raison. Le personnel a certes des devoirs, mais il a aussi des droits…

*

Nicole :

La gentillesse, la patience et le courage. Parce qu'on a beau dire que le travail en usine est difficile, ici, parfois, ce n'est pas facile non plus. Et j'ai envie de dire que maintenant, on nous demande presque à nous aussi du rendement ! Ça aussi, ça a changé. Autrefois, on pouvait passer plus de temps auprès des personnes, mais maintenant, on supprime des postes, il y a moins de budget, c'est donc plus difficile. Je ne pense pas que ce soit spécifique à Fismes. C'est plutôt une évolution générale. À Reims, c'est pareil, ils ont supprimé pas mal de postes.

*

Pierrette :

Je dirais qu'il faut de la patience, qu'il faut savoir prendre sur soi et qu'il ne faut surtout pas avoir un fond méchant.

Martine A :

Oui, je dirais qu'il faut déjà avoir de la patience… Et il faut aimer ce métier.

Pierrette :

Il faut aimer les gens pour faire ce métier, il faut être proche d'eux. Il faut avoir la patience de les écouter et puis il y a le toucher aussi... Ce n'est pas évident pour tout le monde. Et puis pour parler crûment, on a quand même les mains dans les excréments ! Désolé, mais c'est la réalité de notre travail, et il faut pouvoir le supporter !

*

Françoise A :

Etre humaine. Etre aimable et souriante. Savoir aussi laisser ses soucis à la maison, car si c'est pour venir au travail en faisant la tête, ce n'est pas la peine. Autant rester chez soi. Physiquement, il faut une certaine force, une certaine résistance aussi, car même si on a des lèves-malades, il faut pouvoir manipuler les gens. La fille trop molasse, elle n'y arrivera jamais ! Je parle du travail d'aide-soignante auprès des personnes âgées naturellement.

*

Jacqueline :

La patience déjà, parce que face à certains résidents, il vaut mieux en avoir une bonne dose ! *(rires)* J'ai toujours travaillé dans un service avec des personnes grabataires ou démentes. Du coup, j'ai quasiment toujours travaillé avec des gens qui déambulent ou qui crient à longueur de journée. Mais depuis que je suis ici, c'est-à-dire quelques mois, c'est le contraire. Le service est calme, tu n'entends pas un cri. Ça fait drôle, c'est agréable.

Pour en revenir aux qualités, je dirais : aimer le contact avec les résidents même s'ils ont des problèmes de santé, car il y a des gens qui ne peuvent pas, ne serait-ce que les toucher. C'est au-dessus de leurs forces.

Physiquement, il faut une certaine force aussi. À ce propos, je trouve que les formations pour apprendre à bien manipuler les résidents sont très utiles. On t'apprend comment porter et manipuler les résidents sans trop t'abîmer le dos, ni leur faire mal. Après, ça dépend aussi de la personne avec qui tu travailles. Quand tu connais bien ta collègue, ça va tout seul. Avec Isabelle par exemple, ça va super bien.

*

Isabelle :

La patience et la tolérance. Ce sont des qualités indispensables, car quand tu te prends une gifle pendant une toilette, je te garantis que ça ne fait pas plaisir ! *(rires)* Dans notre profession, ce sont deux qualités qu'il faut avoir impérativement sinon ce n'est pas la peine de venir. Ça fait trente ans que je suis en gériatrie, je crois que si je n'étais pas patiente et tolérante, il y a longtemps que je serais partie !

Par contre, avec mes collègues, c'est différent. Je ne suis pas du tout rancunière, mais si quelqu'un me fait une crasse, il va falloir que j'aille lui dire. Je ne peux pas garder les choses pour moi ! Pour aller mieux, il faut que ça sorte ! Avec une personne âgée, je le gère différemment.

Il ne faut pas non plus avoir peur de mettre les mains dans les excréments, pour parler simplement. C'est la même chose pour les odeurs, la saleté, et même la mort. Il ne faut pas en avoir peur, car malheureusement, c'est notre quotidien. C'est sûr qu'au début, ça fait peur, mais après on s'y habitue. On développe un côté instinctif. Il faut y aller, alors on y va et puis c'est tout. Pour terminer, je dirais qu'il faut de l'énergie aussi, car on a quand même beaucoup de résidents. Et ils sont dépendants de nous, ils ont tous besoin de nous.

*

Béatrice :

La douceur, ça, c'est important. La patience, bien sûr. Il faut aussi une certaine force physique et une certaine force morale. Quand tu réfléchis bien, c'est vrai qu'il n'y a rien de réjouissant dans ce qu'on fait. Ce n'est pas un métier qui t'apporte de la gaieté. Donc, il vaut mieux avoir du caractère pour ne pas être démoralisé au moindre problème. Comme je le dis toujours, il y a deux mots importants quand on est aide-soignante : faire et savoir. Faire-savoir et savoir-faire. La communication, c'est hyper important dans notre métier.

J'ajouterai que c'est un travail fatigant. Il vaut mieux ne pas avoir les deux pieds dans le même sabot. Il faut être dynamique. Si tu es un plat de nouilles, il vaut mieux laisser tomber ! C'est un métier où il faut prendre beaucoup d'initiatives aussi. Sans en prendre trop non plus pour ne pas sortir du cadre de nos missions. Un exemple, il ne faut pas toujours attendre que ta collègue commence. Il faut savoir anticiper. Ça, c'est plus au niveau de l'organisation. Enfin, je terminerai avec deux mots : écouter et entendre. Si une aide-soignante entend, c'est qu'elle prend en compte ce que dit la personne et derrière, elle va pouvoir faire. Pour résumer : écouter, entendre et faire.

*

Jocelyne :

La patience, beaucoup de patience ! Ce n'est pas toujours facile de travailler avec des personnes âgées. Il faut être aimable aussi. Et physiquement, il faut une certaine force. C'est un métier difficile. La gériatrie, c'est difficile, psychologiquement et physiquement. On a de plus en plus de personnes psychiatriques, donc psychologiquement, c'est dur. Quand tu entends des gens crier toute une journée, c'est fatigant.

*

Patricia R :

Etre à l'écoute. Respecter les malades, les collègues, le travail des autres. Etre disponible, ponctuel. Le savoir-être, ça aussi c'est important. Etre soignée (je parle de l'apparence, quand on vient travailler) et bien sûr être soigneux. Etre tolérant... De toute façon, je pense que se lancer dans un métier comme celui-là, c'est un peu comme entrer en religion. C'est peut-être un peu exagéré, mais je ne suis pas loin de la vérité. C'est quand même un sacerdoce et il vaut mieux en être conscient. Etre conscient que tu bosses les week-ends, les jours fériés, malade ou pas malade, et que tu ne comptes pas tes heures.

Les bons moments

Jacqueline :

Avant, chaque année, il y avait le bal de l'hôpital à la salle des fêtes. C'était sympa. On mangeait et on dansait. Je ne sais plus quand ça a commencé, ni quand ça s'est arrêté, mais une chose est sûre, c'était sous monsieur H.

Isabelle :

Moi, je suis arrivée en 1983 et j'ai connu des bals.

Jacqueline :

C'était vraiment sympa, car tout le personnel se retrouvait. Et puis c'était l'occasion de rencontrer ou de présenter les enfants et les conjoints. Il n'y avait plus de différence, plus de hiérarchie entre les catégories.

Isabelle :

C'était le bal de l'hôpital, on l'appelait comme ça. Encore une fois, les seules qui ne venaient pas, c'était les veilleuses de nuit ! *(rires)*

On faisait des jeux aussi. Une fois, je me suis quand même retrouvée avec le mari de Micheline B. (bureau des entrées) sur le dos ! Je ne sais pas si tu imagines ! *(rires)* C'était sympa.

Jacqueline :

Et ça ne nous empêchait pas de venir travailler le lendemain. Avant, il y avait aussi le carnaval. On était tous déguisés, enfin tous ceux qui le voulaient. Ça mettait de l'ambiance, c'était bien.

Isabelle :

Même à Noël, tout le monde venait en salle à manger. Il faut dire qu'il y avait plus de personnel que maintenant. Ça nous permettait de faire des choses.

Jacqueline :

Et puis il faut dire aussi qu'on n'hésitait pas à revenir. Le jour du carnaval, on restait pendant notre coupure. On n'était pas obligé, mais on le faisait de bon cœur.

Isabelle :

Monsieur H. passait tout le temps au réveillon de Noël. Il était-là à chaque fois. Il venait boire un verre avec nous et les pensionnaires. C'était bien.

Jacqueline :

C'est dommage que ces fêtes n'existent plus. C'était sympa, tout le monde se retrouvait. Et puis on était tous-là pour s'amuser, pour partager un bon moment ensemble. Ça créait une solidarité, c'était bien.

*

Elisabeth :

Dans le temps, on faisait plus d'activités avec les résidents. Et puis on faisait plus de fêtes aussi. On faisait la fête des vendanges, Noël. Parfois, l'après-midi, on organisait des goûters.

Patricia B :

Oui, mais est-ce qu'on n'était pas plus nombreuses ?

Elisabeth :

Oui, c'est vrai. Maintenant, on n'a plus le temps.

Patricia B :

Parfois, on revenait même sur notre temps libre. C'était presque du bénévolat. Et puis tu avais aussi le bal de l'hôpital. C'était bien, c'étaient des beaux bals.

Elisabeth :

Malheureusement, tout ça, ça s'est perdu…

*

Annick :

On a fait des tas de fêtes ; pour Noël, pour Mardi gras, et à chaque fois, on faisait des heures et des heures en plus. On a fait un mariage à l'ancienne aussi. C'était il y a longtemps, j'étais encore en Maison de Retraite. On avait organisé ça pour un couple de résidents qui fêtait son anniversaire de mariage. Avec Christine et les autres, on était habillé comme dans l'ancien temps pour les accompagner en cortège jusqu'à la mairie où ils se sont dit oui pour une deuxième fois. C'était bien. On faisait la fête des fleurs aussi. On restait toute la journée, on décorait l'établissement avec plein de fleurs naturelles et ensuite, on faisait un grand repas. Des grands événements comme ça, il devait y en avoir deux par an. On avait une infirmière, Christine, qui était très animatrice. On se mettait tous d'accord, on se disait : « Tiens, qu'est-ce qu'on va faire cette année ? » On était vraiment motivés. L'établissement nous donnait un petit quelque chose, mais on y mettait aussi de notre poche. Et puis on donnait surtout du temps. Qu'est-ce qu'on a pu faire comme heures supplémentaires ! Mais on le faisait de bon cœur et on ne réclamait rien en échange. Par contre, le jour où tu voulais une heure, le directeur, monsieur H., te l'accordait. Maintenant, ce n'est plus possible. Tout est tellement réglementé…

Je préférais cette époque parce qu'on se donnait à fond. Il y avait du travail, mais après, on se regroupait avec les filles des autres étages et on se faisait un petit déjeuner. L'ambiance était plus familiale.

*

Martine Al :

Au tout début, quand j'ai commencé à travailler, on organisait plein de choses. C'était du temps de Monique C. Elle faisait tricoter les résidents, elle leur faisait faire du crochet. Après, on vendait les ouvrages. On organisait aussi une kermesse avec plein de stands, comme le « chamboule tout » par exemple. Ça se passait dans le hall et la salle à manger de la Maison de Retraite. La fleuriste amenait des plantes vertes qu'elle vendait. Il y avait même une tombola. L'argent revenait aux résidents.

On faisait aussi des veillées le soir. Christian, l'infirmier, amenait sa guitare. On faisait un feu de bois derrière la maison de retraite et on veillait jusqu'à 22, 23 heures avec les résidents. C'était du bénévolat bien sûr. On revenait sur notre temps personnel, mais on ne récupérait rien. On faisait pas mal de choses quand même…

Et puis au fil du temps, ça s'est perdu. Il faut dire aussi que les résidents n'étaient pas les mêmes qu'aujourd'hui. Je me souviens qu'on avait un grand-père qui faisait des maquettes. Il avait fait la maquette de ma maison ! On discutait beaucoup avec eux. Même à table, on mettait toujours de la musique au moment des repas. C'était familial et convivial. On a arrêté le bénévolat quand l'animatrice est arrivée. On a peut-être eu le sentiment d'une mise à l'écart à ce moment-là… ?

Chaque année, je crois que c'était en début d'année, le directeur organisait un bal à la salle des fêtes. Tout le personnel et les conjoints étaient invités. Il y avait même des médecins. Le champagne, les galettes, tout était offert. C'était vraiment bien. Ça permettait de se retrouver en dehors du travail. La salle des fêtes était pleine. Et puis, au fil des ans, ça s'est perdu. Ensuite, le directeur a arrêté. Il a peut-être eu des comptes à rendre aussi ?

On faisait des journées à thème aussi, comme la journée mexicaine par exemple. Tout le monde se déguisait, c'était super. Une année, on avait déguisé une grand-mère en aide-soignante, une autre en A.S.H. et un grand-père en maire de village ! La grand-mère qui était déguisée en A.S.H. s'est prise au jeu, elle nous a suivis toute la journée !

*

Martine M :

Avant, il y avait des belles fêtes avec les résidents, un carnaval même. Et puis des événements ont fait que ça s'est arrêté. Un en particulier. Une année, suite à des histoires de maltraitance, l'ensemble du personnel a été convoqué par le directeur, monsieur H. Je m'en souviens bien. Il avait fait monter une estrade exprès dans le grand salon. À côté de lui, sur l'estrade, il y avait le conseiller général de la Marne, le maire, et madame F., la cadre de santé. Monsieur H. a commencé par dire que des aides-soignantes avaient maltraité des résidents et ensuite, on en a pris pour notre grade. Ça m'a marquée. Il n'a pas nommé les coupables, mais il suffisait de suivre son regard pour savoir à qui il s'adressait. Je n'aurais pas aimé être à leur place. On peut dire ce qu'on veut de monsieur H., lui reprocher son côté coureur, mais par contre, il était très bien pour les personnes âgées et il savait tout ce qui se passait dans l'hôpital. Imagine, le directeur, sur l'estrade… C'était très impressionnant, ça faisait vraiment peur. En plus, j'étais toute jeune. J'en étais malade de cette réunion ! Mais je le comprends quand même puisqu'apparemment, il y avait vraiment eu des actes de maltraitance et c'était inadmissible.

Sinon, pour rester sur les bons moments, je parlerais bien de quelques petites bêtises qu'on a pu faire. J'en ai une qui me revient en mémoire… Un jour, on travaillait avec une aide-soignante qu'on n'aimait pas trop. On était au premier étage et elle, au deuxième. Alors avec les filles, on s'est dit : « Tiens, on va l'embêter ! » On a écrasé deux boules puantes dans l'ascenseur et on a appuyé sur le bouton du deuxième. On l'a fait monter et descendre trois ou quatre fois. Au bout d'un moment, comme il n'y avait pas de réaction, je suis montée. Ça puait ! En sortant de l'ascenseur, je suis tombée sur elle. Elle m'a dit : « Martine, il n'y aurait pas une odeur ?! C'est désagréable ! Qu'est-ce que c'est encore que cette odeur ! » J'ai pris mon air surpris : « Ah bon… ? Oh, c'est vrai qu'il y a peut-être une petite odeur, mais c'est rien... » Je suis redescendue en riant, mais elle, le lendemain, elle est montée à la direction ! Entre-temps, une collègue à nous a eu les pétoches et est allée cafter ! Résultat, une note d'information est passée disant que madame F., la cadre, allait faire une enquête pour trouver le ou les responsables de la boule puante. Ça n'a pas tardé. Le lendemain, elle est venue nous trouver les uns après les autres. Quand mon tour est arrivé, elle m'a fait comme ça : « Madame M., je pense que vous, vous n'en faites pas partie ? » Elle m'estimait encore en ce temps-là... Je lui ai répondu : « Mais si madame F. ! Si, si, j'en fais partie. Je suis même carrément dedans vu que j'en ai écrasé une. On voulait rigoler un peu, c'est pas méchant... » Ensuite, elle est allée voir d'autres filles, puis Christian, l'infirmier, qui était un homme croyant et pratiquant et donc qu'elle imaginait en dehors du coup : « Vous monsieur, ce n'est pas possible, vous n'en faites pas partie !? » Christian lui a répondu : « Si madame F., j'étais dans le coup avec Martine ! » Elle lui a répondu presque choquée : « Alors là, vous m'avez déçue ! Vous m'avez déçue ! » Après ça, on s'attendait à une convocation chez le directeur et un blâme, au minimum. Penses-tu ! Le directeur, monsieur H., est venu dans le service et il s'est contenté de nous dire avec un petit sourire en coin : « Alors les coquins, qu'est-ce que vous avez encore fait ?! Bon allez, je passe l'éponge, mais la prochaine fois, ça ne se passera pas comme ça ! » Pour ça, il était super.

*

Nicole :

J'ai un souvenir, du temps de monsieur H. Il habitait en face de l'hôpital, de l'autre côté de la rue. Une année, pour fêter Mardi gras, on a réuni des résidents dans le grand salon de la Maison de Retraite pour les maquiller et les déguiser avec des petits chapeaux. Une partie du personnel soignant était déguisé également. Ensuite, on est passé dans tous les couloirs en faisant une grande farandole et on est sorti de l'hôpital. On a traversé la route pour aller sonner à la porte du directeur. Monsieur H. et son épouse nous ont fait entrer et comme c'était l'heure de l'apéritif, ils ont offert l'apéritif à tout le monde ! On était plus de trente ! On a envahi la maison ! Il y avait des collègues assis par terre, d'autres sur les accoudoirs des fauteuils, chacun avait son petit verre d'apéritif à la main, c'était super. Ça, c'est un souvenir mémorable.

Sinon, il y a encore quelques années, avec les filles du rez-de-chaussée et du S.S.I.A.D., on se fêtait nos anniversaires. On se cotisait, on offrait un cadeau à la fille qui elle, de son côté, offrait un gâteau ou une coupe de champagne le dimanche suivant. C'était sympa, ça nous rapprochait, mais ça ne se fait plus.

*

Martine A :

On faisait des bonnes fêtes avant.

Pierrette :

Tu te souviens du jour de l'An ? Parce qu'on travaillait souvent au jour de l'An.

Martine A :

On a bien rigolé. Quand on était dans l'autre bâtiment, on faisait des batailles d'eau. Des fois, je me cachais dans la salle de bain et quand une collègue arrivait, je l'aspergeais avec la douchette ! Ou je me cachais et je faisais des petits bruits pour faire peur aux collègues. Je faisais pas mal de bêtises… Une année, mes collègues m'ont mise huit fois dans la baignoire ! Une fois, ils m'ont même vidé une bouteille de shampoing aux œufs sur la tête. Je ne te dis pas le résultat avec mes frisettes ! *(rires)*

Pierrette :

Oh oui, elle n'arrivait pas à s'en dépêtrer ! Il faut dire qu'elle était embêtante, elle n'arrêtait pas ! Parce que Martine, c'est tous les jours qu'elle fait des bêtises !

Martine A :

C'est vrai que j'ai toujours été emmerdante ! Depuis que je suis ici, dans le nouveau bâtiment, j'en fais moins. Je me suis calmée par rapport à avant.

Pierrette :

Avant, on faisait aussi les poissons d'avril. On s'en accrochait dans le dos. C'est un truc de gamin, mais ça nous faisait rire.

Martine A :

Parfois aussi, on chahutait avec des pistolets à eau. On se planquait derrière les chariots et on s'aspergeait. Sur les anciens chariots alimentaires, on pouvait ouvrir les portes de chaque côté et se planquer derrière. On rigolait bien. Ce n'était pas méchant et ça faisait rire les résidents. Une fois, Pierrette était en train de fumer sur le balcon, c'est rare de la voir fumer, mais ce jour-là elle y était pendant sa pause, et bien je lui ai carrément vidé un seau d'eau sur la tête !

Pierrette :

J'étais trempée ! Je baignais dans l'eau ! J'étais obligée d'aller me changer.

Martine A :

Et avec Benjamin, on en a fait aussi. On l'a bien embêté. Un coup, pour se venger, il a scotché nos sacs à main au bureau et il nous a aspergées de mousse à raser. Oh, on était belles !

*

Françoise :

Avec Martine et toute la petite équipe, on a eu des bons moments quand même. Des bons moments de rigolade. Ça nous faisait du bien. Une fois, on avait claqué des boules puantes. Oh, qu'est-ce qu'on a ri avec Christian ! On a reçu un courrier du directeur. Et oui, il y en a une qui est allée cafter à madame F. !

Une autre fois, c'était un soir juste après le travail, on a fait du vélo dans les couloirs avec Martine. Elle pédalait, et moi j'étais derrière. On est monté dans notre service et on a fait tous les couloirs. On passait devant les chambres des résidents et ils rigolaient, ils rigolaient ! C'était drôle, ça ne s'est jamais su... Sinon, on a fait des belles fêtes ; Pour les vendanges par exemple ou des occasions comme ça. On se déguisait, on descendait tous les résidents qu'on pouvait dans la grande salle et on faisait une fête. On dansait avec eux, c'était bien. C'était du temps de monsieur H.

*

Béatrice :

C'est un métier et comme dans tout métier, il y a des avantages et des inconvénients. Moi, pendant dix-neuf ans, j'ai travaillé soit à Noël, soit au nouvel An. Quand on travaille de nuit, je crois que c'est ça le plus difficile. Mais comme je dis toujours, tu ne peux pas avoir le beurre et l'argent du beurre. Déjà, il faut être content d'avoir un travail, en plus un travail qui te plait. Ensuite, dans ton travail, il y a des avantages et des inconvénients.

Je suis arrivée l'année du dernier bal de l'hôpital, donc je ne l'ai pas connu. Mais de toute façon, je ne pense pas que j'y serais allée. Ce n'est pas ma tasse de thé ces choses-là... Peut-être parce que je fais une coupure entre la vie professionnelle et la vie privée ?

*

Jocelyne :

J'ai fait un an de nuit avec Isabelle et je dois dire qu'on s'est bien éclaté ! Et ça ne nous empêchait pas de bien faire notre travail. Et puis, on faisait des bons Noël aussi, des bons réveillons. En Maison de Retraite, on s'amusait bien. Quand on était dans la grande salle à manger avec quatre-vingts personnes, c'était fatigant, mais on prenait plaisir à le faire.

Avant, on s'investissait beaucoup plus. L'ambiance était plus familiale dans les services. Il y avait une meilleure entente au sein de l'équipe et même si la charge de travail était déjà lourde, elle l'était quand même moins que maintenant. On venait travailler avec plaisir. Mais les mentalités ont tellement changé que maintenant, ce n'est plus pareil. Dans le temps, au moment des fêtes, on n'hésitait pas à faire une heure en plus. Ou pour le repas de Noël, quand on savait que ça allait être difficile, on revenait sur notre temps personnel, bénévolement bien sûr. Maintenant, on ne le fait plus. Déjà, avant, ils mettaient du personnel en plus, ce qui n'est plus le cas maintenant.

*

Patricia R :

Je n'ai eu que ça ! Pour moi, les bons moments, ce ne sont pas forcément des anecdotes ou des moments précis, même s'il y en a eu. J'ai envie de dire que je passais des bons moments tout simplement quand je travaillais avec des gens que j'appréciais et avec qui je m'entendais bien, avec qui j'avais une bonne compatibilité. Quand ça se passe bien dans l'équipe et que tu travailles dans de bonnes conditions, le soir, tu es contente de ta journée… Tu as passé un bon moment. Ça peut être un échange ou des moments de complicité avec des résidents aussi, ou même des moments de tendresse, qui font que tu es heureuse. D'ailleurs, tu en gardes le souvenir bien des années plus tard. J'ai remarqué que les périodes de ma carrière où j'étais dans une équipe soudée, les bons moments étaient fréquents et on passait de bonnes journées, donc des bons moments, ensemble.

Après, évidemment, quand on faisait des grosses fêtes comme le carnaval ou la fête des vendanges, ou même Noël, on passait des bons moments. Rien que la préparation, c'était sympa. Au lieu de rentrer chez nous pendant notre coupé, on préparait la fête, on fabriquait des fleurs en papier, etc. On pouvait apporter autre chose que le soin. Le voyage de fin d'année avec quelques résidents et Valérie, l'animatrice, ça aussi, ça reste un bon souvenir. Ça te fait découvrir les résidents sous un nouveau jour.

Bilan

Elisabeth :

Quand j'ai commencé, les résidents n'étaient pas comme aujourd'hui. On avait des discussions et des échanges avec eux. Ils parlaient de leur vie, c'était intéressant. C'est ce qui me plaisait. Maintenant, presque toutes les personnes du service sont grabataires. On ne peut quasiment plus discuter avec elles, ou rarement...

Patricia B :

C'est vrai. Avant, les résidents étaient différents. On pouvait discuter avec eux alors que maintenant, ça devient rare. C'est dommage, c'est quand même plus agréable de pouvoir discuter avec les résidents pendant leurs toilettes. Mais maintenant, dans le service, peu de personnes en sont capables. Et puis dans le temps, les grands-mères venaient nous voir. Elles nous donnaient un coup de main pour faire la vaisselle par exemple. C'était plus convivial, plus familial, l'ambiance n'était pas du tout la même. Maintenant, tu viens, tu fais ta journée et tu repars. Pour moi, la meilleure époque, c'est celle que j'ai connue deux ou trois ans après mon arrivée. On était nombreuses et on avait le droit de faire plein de choses. On était un peu moins surveillées et on n'était pas minutées. Et pourtant, le travail était fait de la même manière.

Elisabeth :

Pour moi aussi, vers les années 1985. Et le travail était fait de la même manière.

*

Annick :

Parfois, je parle de mon métier avec ma coiffeuse et elle me dit : « Je ne sais pas comment vous faites !? » Je lui réponds : « Et moi, je préfère faire mon boulot que le vôtre ! » C'est sûr qu'elle aussi est dans le relationnel, mais nous, on a le contact physique en plus. On rentre quand même dans l'intimité des gens, et ça, ça fait une différence. D'ailleurs, c'est ce qui me plait. C'est vrai que je commence à fatiguer, mais sinon, j'ai toujours été contente de mon travail. Avant, je te promets que je venais travailler avec plaisir. Et ce n'est pas une expression. Le travail en lui-même continue de me plaire, ce sont plutôt les à-côtés qui me fatiguent ; l'environnement, ce qu'on entend autour. Tous les jours, il y a un nouveau truc qui te tombe dessus. Par exemple, ton horaire qui change, tes vacances à décaler, etc. Ce sont toutes ces choses-là qui t'usent à la longue parce que sinon, le travail en lui-même me plait toujours.

Et puis, il y a aussi une évolution plus générale qui fait qu'on a de moins en moins de relationnel avec les résidents alors que moi, c'est ce que j'aime. Malheureusement, je pense que c'est partout pareil. J'ai des cousines qui sont infirmières et qui me disent la même chose. Avant, c'était dur, mais on avait beaucoup d'échanges avec les personnes âgées. Elles étaient beaucoup plus avec nous et elles appréciaient. Tu pouvais leur dire : « Tiens, tu peux me mettre la table s'il te plait ? Tiens, tu peux me faire ça ? » Tu leur donnais un balai, elles balayaient avec toi. Tandis que maintenant, même celles qui peuvent, elles considèrent que comme elles payent, elles n'ont aucune raison de t'aider. De toute façon, maintenant, tu ne pourrais plus demander à un résident de t'aider. Ça serait mal vu. Je pense que les gens penseraient : « Tiens, ils ne veulent pas le faire alors ils le font faire par les résidents ! » Avant, il n'y avait pas du tout cet esprit. Les résidents étaient super proches de nous, ils venaient nous aider et tout le monde trouvait ça normal. Si on faisait des gaufres ou des gâteaux, ils venaient nous aider. À la Conciergerie par exemple, les grands-pères faisaient leur lit. Ils disaient : « Attends gamine, je vais le faire ! » Ou quand on était à faire la vaisselle : « Va-t-en, on va la finir ! » et ils rangeaient tout. J'aimais bien ce côté familial. Maintenant, on te demande de faire ton travail et ça s'arrête-là. D'ailleurs, on te le dit : « Vous êtes payée pour », chose qu'on n'entendait pas avant… Avant, jamais une famille ne t'aurait dit une chose pareille. Maintenant, c'est courant. Le cas typique : tu ne veux pas couper la viande d'un résident parce que tu sais très bien que pour son bien il est préférable qu'il le fasse tout seul tant qu'il en est encore capable. Il te répond : « Bah, vous êtes payée pour ! »

C'est terrible à dire, mais actuellement, en tant qu'aide-soignante, j'ai l'impression qu'on ne fait plus que des toilettes et du portage de charges, et de moins en moins de relationnel. Honnêtement, je me sentais plus considérée quand j'ai débuté que maintenant. Que ce soit par les familles, les résidents ou même la hiérarchie. On ne nous demande jamais notre avis et quand on a une proposition à faire ou des idées, on n'en tient pas compte.

Quand je suis en colère, je me dis qu'étant jeune, j'aurais dû choisir une autre voie, mais je ne sais pas laquelle, car honnêtement, j'adore mon travail et je ne me vois pas faire autre chose. M'occuper de personnes qui en ont besoin, les aider, être utile, c'est ça que j'aime. Que ce soit moi ou une autre, peu importe. Ce qui compte, c'est d'être utile, avoir l'impression de servir à quelque chose...

*

Martine Al :

J'aime mon métier et dans ce métier, c'est le relationnel avec les résidents qui m'apporte le plus. C'est ça mon moteur. Quand je les vois tous ensemble en salle à manger à ne rien faire ou dans leur chambre, assis dans un fauteuil à regarder le mur, ça me démoralise. Pour moi, il faudrait un animateur dans chaque service. Il faudrait aussi des animaux, des chiens ou des chats, ça leur ferait sûrement plaisir. Une personne qui veut rester dans sa chambre, qui se replie sur elle-même, tu lui amènes un animal, tout de suite, elle n'est plus la même.

Sinon, pour en revenir au bilan, je suis contente de mon parcours. Si c'était à refaire, je le referais, car je trouve qu'on fait un beau métier. Par contre, les choses n'évoluent pas dans le bon sens selon moi. Quand j'ai commencé, il y avait une meilleure ambiance que maintenant. Le travail était dur, mais on se fendait bien la poire. Maintenant, c'est trop cadré, trop aseptisé. Ça, c'est bien pour les hôpitaux, mais pas pour une maison de retraite. Une maison de retraite, c'est d'abord un lieu de vie. Et là, on est en train de tout médicaliser et c'est dommage. Avant, c'était plus familial, tout le monde se lâchait, que ce soit nous ou les résidents. Maintenant, c'est tellement cadré qu'on n'ose plus rien dire. J'ai l'impression aussi qu'avant, il y avait plus de communication entre nous. Maintenant, au sein des équipes, c'est un peu chacun pour soi. On le voit même au niveau des planifications. Les filles arrivent quand même à s'arranger, mais avant, c'était : « Tiens tu veux mon mardi, je te le donne ! » Maintenant, c'est plus compliqué. C'est sûr qu'on ne reviendra pas en arrière, vers ce que j'ai connu. Pour nous, les anciennes, ça fait une différence, mais pour les jeunes qui arrivent maintenant, tout est normal. Elles ne se rendent pas compte du changement puisqu'elles ne connaissent que ça et à la rigueur, tant mieux pour elles. Il y a un autre changement que je remarque, vis-à-vis des résidents cette fois. Dans le temps, on était plus copains-copines avec les résidents. Enfin, copains-copines, on s'entend… On les appelait par leurs prénoms. Ils nous racontaient leur vie. Nous, parfois, on leur racontait aussi un peu la nôtre et puis bien sûr, on parlait de nos enfants, de nos soucis, de la vie quoi. Tout cela fait qu'à force, ils finissaient par nous connaître. Parfois, il y en a qui nous disaient : « Tiens, ça n'a pas l'air d'aller aujourd'hui ? » Et comme dans le temps, le Noël des enfants se passait ici, dans le grand salon, les résidents pouvaient les voir. Ça les rendait heureux. Ils nous disaient : « Tiens, il a grandi ! » Ou encore : « Tiens, il n'est plus malade ? » C'était plus convivial, plus familial. Bon, c'est sûr que ce ne sont plus les mêmes résidents non plus. Maintenant, quand ils arrivent, ils sont déjà dépendants.

Moi, ce qui me fiche en l'air dans ce métier, c'est le manque de reconnaissance. Parce que franchement, on en manque cruellement. Pourtant, l'aide-soignante, c'est quand même elle qui fait les toilettes, le lever, le coucher, les repas. C'est elle qui voit ce qui ne va pas chez les résidents, des petits bobos aux choses plus graves ; si madame untel a de la fièvre ou si elle a un hématome à tel endroit, si elle n'a pas uriné depuis deux jours ou si elle n'a pas été à la selle. Je ne dis pas qu'on mérite une médaille, mais c'est vrai qu'on est une catégorie de personnel qu'il faudrait peut-être un peu plus soutenir, qui mériterait en tout cas un peu plus de reconnaissance. Or, c'est le contraire qui se passe. Les efforts vont toujours dans le même sens. Ce n'est pas étonnant que les filles se braquent, qu'elles n'aient plus envie de rendre service, qu'elles perdent leur motivation. Le manque de reconnaissance, ça finit par être usant à la longue.

Je pense qu'avec une meilleure communication, ça irait déjà un peu mieux. Qu'est-ce que ça coûterait un petit encouragement ? Quand il y a un arrêt de travail par exemple, on fait notre travail et celui de l'absente en plus. Tout le monde est lavé, on n'oublie personne, et c'est pourtant beaucoup plus dur pour nous, car il y a une personne en moins. Dans ces cas-là, on aimerait bien entendre un compliment. Ça redonnerait du tonus. Le moral remonterait. On est des humains et comme tout le monde, parfois, on a besoin d'un petit mot gentil. Et bien non, rien. C'est comme si c'était normal. Je me souviens que dans le temps, on travaillait presque tous les dimanches. Quand il manquait quelqu'un, les gars de l'atelier venaient te chercher chez toi. Ils ne téléphonaient pas, ils venaient directement sonner à ta porte ! C'était comme ça, on ne disait rien, on y allait. Même encore maintenant, quand on m'appelle : « Tiens Martine, j'ai besoin de toi, j'aimerais changer d'horaire », je ne râle pas, car je considère que ça fait partie de mon métier. Et si j'ai des choses prévues avec mon mari et bien tant pis, j'annule. On le sait que de ce point de vue, c'est un métier à la noix. Tu travailles un dimanche sur deux et tu n'es jamais sûre d'avoir tes vacances en même temps que ton mari ! Moi par exemple, mon mari a toute sa famille au Portugal. Une année, j'ai demandé à avoir mes vacances à Noël pour qu'on puisse passer Noël dans sa famille. On me l'a refusé. Sur le coup, ça fait mal au coeur, mais j'en ai pris mon parti et je n'ai plus jamais redemandé. J'ai travaillé trente-sept ans ici, et en trente-sept ans, on n'a jamais pu aller au Portugal avec mon mari. Avec le recul, je me rends compte que ce sont des petites choses comme ça qui m'ont marquée. Le manque de reconnaissance, il est-là aussi. On était trop gentilles dans le temps… Malgré toutes ces contrariétés, j'ai toujours aimé mon métier et je continue de l'aimer. La preuve, je suis à quatre mois de la retraite et ça me fait suer de partir. Dernièrement, j'étais en arrêt à cause d'un poignet cassé, mais j'ai demandé au médecin de reprendre à mi-temps thérapeutique, car le travail me manquait. Je commençais à déprimer.

Quelque part, je suis contente de partir parce que je travaille quand même depuis l'âge de seize ans et que je me dis place aux jeunes. En plus, mon mari est en retraite depuis trois ans. Et en même temps, ce n'est pas évident, car ici, c'est un peu comme une famille. Quand tu réfléchis bien, on passe plus de temps avec les collègues qu'avec son mari. Et on partage beaucoup de choses. Dernièrement, je me suis dit qu'il ne fallait pas penser à tout ça. Mais c'est sûr que lorsque je vais me retrouver chez moi, ça va me faire drôle de penser que je ne reviendrai plus. Jusque-là, je n'y pensais pas trop, mais depuis quelque temps, ça commence...

*

Nicole :

J'aime ce que je fais, j'apprécie le contact avec les personnes âgées, j'aime leur apporter des soins, leur faire des shampoings. Tout ça me plait vraiment. Les premiers moments sont difficiles, mais ensuite, à force de travailler, on s'y fait. Et puis, on se prend d'amitié pour certaines personnes. On a toujours des petits chouchous par-ci, par-là, c'est normal. Au fil du temps, on s'aperçoit aussi que les résidents ont énormément besoin de nous, qu'ils ont énormément besoin d'affection. Le fait d'être auprès d'eux est important. On a une présence qu'ils n'ont pas forcément avec leurs enfants. Et beaucoup ne reçoivent pas de visite. Heureusement qu'on est-là quand même, même si on n'a pas trop le temps de s'asseoir au pied du lit pour discuter. Quand ils ont un excès de fièvre ou un problème, notre présence est importante, ça les rassure. Dans le temps, quand j'ai commencé, tu pouvais compter le nombre de visites tellement c'était rare. C'est un peu moins le cas maintenant. Il n'y avait pas autant de voitures. Les gens devaient venir en car ou en train et les horaires n'étaient pas toujours adaptés. Et puis maintenant, les gens placent leurs parents de plus en plus tard. Quelque part, on a l'impression d'être leurs enfants ou leurs petits-enfants. Tout ça fait que je me sens utile. Et puis je trouve qu'on a des prises en charge qui ne sont pas mal quand même… On n'est pas parfaits, mais honnêtement, j'estime qu'on fait du bon travail. Pourtant, on ne peut pas dire qu'on soit soutenu. J'ai eu une belle carrière, je ne regrette rien, je suis contente de ce que j'ai fait, de ce que j'ai pu apporter et si c'était à refaire, je la referais, mais vu la façon dont les choses évoluent et le manque de reconnaissance, maintenant, à quatre ans de la retraite, je me dis vivement la retraite ! J'en suis-là aujourd'hui, alors qu'il y a encore dix ans, je venais avec le sourire.

Pour moi, le seul inconvénient de ce métier, c'est le travail le week-end. Ça fait trente-six ans que je travaille et j'ai toujours travaillé un week-end sur deux. Arrive un moment où tu en as assez. Je me dis que j'en profiterai à la retraite.

On a beau faire, on a ce métier en nous je crois. Je le vois bien à l'extérieur aussi. Sachant le travail qu'on fait, on nous sollicite beaucoup pour aller aider, que ce soit des voisins ou des connaissances. Je ne le fais pas, mais je sens une attente. On est un peu les bonnes pâtes. Les gens se disent que parce qu'on fait ce métier, on ne sait pas dire non. Mon mari aussi me le dit. D'ailleurs, il m'appelle mère Theresa ! *(rires)* D'après lui, il faut toujours que j'aille au-devant des autres, que je prenne soin d'eux. C'est ce qu'il pense et quelque part, je crois qu'il n'a pas tout à fait tort. C'est dans notre nature. Et puis je ne sais pas si c'est le métier, mais j'ai de plus en plus tendance à toucher les gens, à leur faire des papouilles, une petite tape sur le bras ou une petite caresse dans le dos. Ça doit être une déformation professionnelle. Mon mari, ça l'horripile ! Parfois, je lui tapote le bras gentiment comme je pourrais le faire avec un résident et ça l'agace. Il retire son bras en grognant *(rires).* Je suis très tactile, je crois que j'ai besoin de toucher. Je pense que cela vient du métier. Je n'étais pas comme ça avant. Pour finir, je dirais que le fait de travailler ici m'a amenée à être beaucoup plus patiente avec mon entourage. Avant, comme tout le monde, ça pouvait m'arriver de faire une histoire d'un petit bobo. Maintenant, je me dis qu'il y a pire. Même vis-à-vis de mes enfants, quand il leur arrive quelque chose, je leur dis que ce n'est rien, qu'il faut avancer dans la vie. Ça aide à relativiser quand même de travailler ici, forcément… J'ai des collègues qui ont peur de la vieillesse, moi ça ne me fait pas peur. Malgré tout ce que je vois, je n'y pense pas.

*

Pierrette :

J'aurais aimé faire ce métier tout en ayant plus de temps pour être avec les résidents. Pour moi, c'est ça le plus difficile. Etre avec eux, mais en fin de compte, ne pas avoir le temps.

Martine A :

Moi, c'est pareil. Je trouve que le manque de temps est une vraie difficulté dans ce métier. Ne pas avoir le temps de les faire manger par exemple. En ce moment, on a deux ou trois résidents auxquels il faut faire attention, et j'ai toujours peur qu'ils fassent une fausse route.

Pierrette :

Oui, ça c'est terrible. Ne pas avoir le temps de faire les choses à son rythme.

Martine A :

Personnellement, si je suis encore ici, c'est que je suis bien parce que si je voulais, je pourrais prendre ma retraite et je ne la prends pas. J'aurais pu arrêter à cinquante-cinq ans. J'attends l'année prochaine, comme ça je partirai avec toutes mes collègues. Bon, je suis comme tout le monde. Il y a des jours où j'en ai marre, mais il y a aussi des jours où je trouve qu'on est bien.

Pierrette :

Moi, c'est pareil. Si je veux, dans six mois je ne suis plus-là. Et comme Martine, il y a des moments où j'en ai marre. Je me dis : « Allez hop, je fiche le camp ! » Et puis non, je suis toujours-là. Je pense que je ne suis pas trop prête non plus dans ma tête.

Martine A :

Moi, je ne suis pas prête du tout ! Je m'ennuie un peu d'ici quand je suis chez moi trop longtemps. Au bout de huit jours de vacances, ça commence à me manquer.

Pierrette :

Moi, c'est peut-être idiot ce que je vais dire, j'aime bien les vacances, mais je suis contente de revenir. Après, je me dis qu'il faudra bien qu'on parte un jour…

Martine A :

Moi, je n'ai pas envie. D'ailleurs, je recule à chaque fois. J'ai des douleurs qui me font dire que c'est le moment, mais je ne suis pas prête. Ça fait deux ans que je me prépare, mais je repousse le moment. Je ne me vois pas à la retraite.

Pierrette :

Moi non plus. Parce qu'on les aime bien quand même nos résidents… Et puis au sein de l'équipe, ça ne va pas si mal que ça…

Martine A :

La seule chose qui pourrait me décider, ce serait de voir que financièrement je perds trop à rester. Dans ce cas-là, je m'arrêterais. Mais sans ça... De toute façon, s'il fallait que je m'arrête d'un coup, je crois que je ne me sentirais pas bien. Je déprimerais. Mais on vieillit et on n'y peut rien. Il va falloir partir. D'ailleurs, maintenant, quand on regarde les résidents, on se dit : « Après, ce sera notre tour. » Ça fait un peu peur. Et en vieillissant, on se rend mieux compte des douleurs que peuvent ressentir certains résidents puisque nous-mêmes, on commence à en avoir. Quand tu es jeune, tu n'as mal nulle part.

Pierrette :

Et plus ça va, moins on a de différence d'âge avec les résidents ! Il faut voir ça aussi ! *(rires)*

Martine A :

Maintenant, les résidents nous appellent « mémère » ! *(rires)*

Pierrette :

Ça me fait penser à Monsieur R., lundi dernier. Je l'installe pour la nuit avec Elisabeth, je lui demande s'il veut que j'éteigne la télévision, il me dit oui. J'arrive à la porte et là, il me sort : « Eh, tu me remets la télé la vieille ! ». *(rires)*

Martine A :

(rires) C'est là qu'on voit qu'on n'est pas loin de la retraite ! On nous disait pas ça il y a encore quelques années. Mais maintenant, c'est courant de les entendre dire : « Tu me fais ma toilette mémère ?! » Les résidents aussi voient qu'on vieillit. Il y a de moins en moins de différence entre eux et nous.

Pierrette :

Pour conclure, je dirais que je suis contente de mon parcours. Si c'était à refaire, je le referais. Étant jeune, je voulais être infirmière. Après, la vie a fait que ça ne s'est pas fait, mais c'est ce que je voulais faire. Aujourd'hui, je me dis que je n'en suis pas loin finalement…

Martine A :

Moi, j'ai travaillé en usine avant de travailler ici. Alors si c'était à refaire, je m'inscrirais plus tôt ici, car je trouve qu'on fait un beau métier. C'est difficile, mais c'est un beau métier quand même.

Pierrette :

On espère juste que si jamais on devait venir ici en tant que résidentes, on s'occuperait de nous comme on s'occupe des résidents nous-mêmes.

*

Françoise :

J'ai travaillé trente-cinq ans à l'hôpital et si je suis partie, c'est parce que j'en avais marre. Pas des résidents, plutôt de l'entourage, de l'environnement. Je crois que c'est un tout. Déjà, je n'ai pas trop aimé le déménagement... Mais j'insiste sur le fait que ce n'était pas à cause des résidents, ni même par rapport à mon travail. Mon travail, c'est mon travail, je ne regrette rien. Mais j'ai l'impression que plus on avance, plus c'est difficile. Dans le temps, c'était difficile aussi, mais l'ambiance était différente. C'est peut-être aussi la crise qui fait ça... ? Quand je discute autour de moi, j'ai l'impression que c'est un peu partout pareil, que ce n'est pas spécifique à l'hôpital. Sinon, je suis contente de ma carrière. J'ai fait un beau métier même si c'était difficile physiquement. Mon seul regret, c'est de ne pas avoir fait l'école d'infirmière. J'aurais dû essayer, j'ai été bête. J'aurais bien aimé faire les pansements, les piqûres, etc. Je pense que j'aurais été une bonne infirmière... Et puis j'aurais peut-être eu moins mal au dos.

*

Jacqueline :

Si c'était à refaire, je referais la même chose, car je trouve qu'on fait un beau métier. Comment tout le monde, dans ma carrière, je suis passée par des moments où j'avais moins envie, mais jamais au point de venir à reculons. C'est vrai que je travaille à 80 %, peut-être que ça joue aussi... Je ne vois pas les choses de la même manière que les filles qui sont sur le rythme quatre jours, un repos, trois jours un repos. Pour moi, 80 %, c'est l'idéal.

C'est marrant parce qu'à l'extérieur, les gens nous disent tout le temps : « Mais comment vous faites ? Comment vous faites ?! » Je réponds : « On fait, c'est tout. » Personnellement, je trouve que c'était plus difficile au début, quand je suis arrivée… Je me souviens du temps de madame F., une surveillante. Alors là, c'était quelque chose ! Elle passait derrière toi, elle glissait son doigt sur les plinthes pour voir si c'était nettoyé ! Il faut reconnaître que maintenant, c'est quand même plus cool à ce niveau-là. Donc, pour moi, il y a quand même une évolution positive. Après, ce n'est que mon avis, peut-être que les autres pensent différemment… Avant, il fallait bosser, bosser, bosser ! Maintenant on peut un peu plus s'organiser à notre rythme. Si les choses ne changent pas d'ici là, normalement, je suis à deux ans de la retraite. Je suis contente, mais d'un autre côté, je ne me suis pas encore intéressée à la question. Je ne suis même pas allée au bureau pour me renseigner. J'attends parce que d'un côté j'ai envie, mais de l'autre, je pense que ça me manquera. Mais arrive un moment où on est fatigué et où on en a marre. Comme je sais qu'il me reste encore deux ans, je me dis que j'ai encore le temps d'y penser.

*

Isabelle :

Je suis contente de ma carrière. Si c'était à refaire, je la referais. J'ai vu autre chose quand j'étais à l'école d'aide-soignante, j'ai vu des services actifs, j'ai vu de la traumatologie, de la diabétologie, etc. Dans ces services, il y a des filles qui disent : « Je ne comprends pas les filles qui font une carrière complète en gériatrie. » Pour elles, cinq ans, c'est déjà le bout du monde. Personnellement, la gériatrie, ça me plait. Ce n'est pas facile, mais je trouve que les personnes âgées nous apportent beaucoup. Donc même si ce n'est pas toujours facile, il y a des bons moments. En plus, je trouve qu'on apprend beaucoup de choses en écoutant les personnes âgées nous raconter leur vie. C'est sûr, comme tout le monde, parfois je me dis que j'irais bien voir ailleurs, mais je me pose la question : Est-ce que c'est vraiment mieux ailleurs ?

J'ai changé de service il y a quelques mois et franchement, c'est moins difficile que là où j'étais avant. Comparé à Gilbert Cesbron, où j'ai travaillé quasiment trente ans et où tu as des gens qui crient toute la journée, ici, c'est d'un calme… C'est même incroyable. On en parlait justement hier avec des filles, et je me demandais si je serais capable de retourner dans mon ancien service : Entendre crier toute la journée, remettre à table des résidents plusieurs fois de suite, après trente ans… ? C'est pour ça que j'apprécie de travailler dans ce service. Et puis j'ai des échanges avec des résidents que je ne pouvais pas avoir dans l'autre service. Évidemment, tu peux avoir des échanges avec des résidents qui souffrent de la maladie d'Alzheimer, c'est sûr. Mais ici, c'est autre chose. Un exemple, j'étais en salle à manger tout à l'heure. J'étais assise à une table et je discutais de choses et d'autres avec des dames, et bien on avait un véritable échange. C'était intéressant. Franchement, j'apprécie d'être ici. Physiquement et moralement c'est reposant. D'ailleurs, je n'ai jamais été aussi calme que depuis mon arrivée dans ce service ! *(rires)*

Honnêtement, j'aime bien la gériatrie. En plus, je trouve qu'on fait un métier utile. D'ailleurs, les résidents nous le disent : « Heureusement que vous êtes-là ! » On me l'a encore dit ce matin. Dans le service, on nous remercie beaucoup. Moi ça me fait plaisir. Tout ce qui est positif, tout ce qu'on me donne, je prends ! *(rires)* La semaine dernière, c'est moi qui ai commencé en premier, à 6 heures 40. J'ai fait mes toilettes et à un moment, je me suis fait cette réflexion : « Ça fait le cinquième résident qui me dit que je suis gentille et qui me remercie ! » Ça fait plaisir. Donc moi, je prends ! Mais honnêtement, je ne vois ça que depuis que je suis dans ce service. Avant, j'avais aussi des bons retours, je pouvais sentir la reconnaissance du résident à son attitude, à une caresse ou même à un regard, mais ce n'est pas comparable. On a beau dire, ça fait toujours plaisir une petit marque de reconnaissance. L'autre jour, je ne sais plus quelle grand-mère m'a embrassée. J'ai trouvé ça génial. Dans ces cas-là, moi, je me laisse embrasser. C'est fort ce qu'on vit avec les pensionnaires, parfois…

Il y a des gens que j'ai connus il y a trente ans et que je n'oublierai jamais. Des gens qui me faisaient rire par exemple. Ou à l'inverse, des gens fatigants, exigeants, qui demandaient sans arrêt quelque chose. Eux non plus je ne les oublierai jamais. Ça me fait penser à une dame, madame M., qui était au B1 avec nous. Elle m'aimait bien cette dame. Elle m'appelait Isabelle. Un après-midi, après deux jours de repos, les filles m'ont appelée pour me dire : « Tu sais madame M. n'est pas bien. Tu devrais aller la voir. » Elles savaient qu'elle m'aimait bien. Alors je suis allée la voir. Quand je suis entrée dans sa chambre, la grand-mère m'a dit : « Ah, te voilà quand même ! Il était temps que t'arrives ! » Puis, elle a ajouté : « Tu sais, je vais partir… » Je lui ai répondu : « Oui, je vois bien que ça ne va pas. » Il était 17 heures. Elle est morte à 19 heures. Ça m'a fait quelque chose… Elle voulait me voir avant de mourir. Et c'est moi qui l'ai habillée vu que j'étais là. C'est un beau souvenir, je trouve…

Mon bilan est donc positif. Même si parfois j'en ai marre et que je suis fatiguée, je ne pense pas que je pourrais changer de métier. Je pourrais évoluer, changer de fonction, mais seulement si ça reste en rapport avec le métier. J'ai bien apprécié la formation coiffure/esthétique qu'on a faite, par exemple. J'aurais bien aimé pouvoir mettre en application ce qu'on a appris, les massages, etc.

*

Béatrice :

Le bilan de ma carrière est positif. J'aime mon métier. À la rigueur, ce qui m'use le plus dans mon métier, ce sont les coupés. Partir, revenir, partir, revenir. Je préfèrerais faire ma journée en continu. Même quitte à faire un 13 heures, 21 heures, mais que ce soit en continu. Sinon, à part ça, il y a aussi le fait de porter continuellement qui commence à m'user. Et oui, je n'ai plus vingt ans ! Heureusement, j'ai rarement des douleurs. Par contre, j'ai plus de mal à porter. Malgré ça, je trouve toujours que c'est un très beau métier. Je ne sais pas si j'y suis pour quelque chose, mais mes deux filles sont aides-soignantes. Ma première fille a toujours voulu faire ce métier. La deuxième, non. D'ailleurs, quand elle était plus jeune elle me disait tout le temps. « Maman, je ne ferai jamais ce métier ! » Elle a fait un Bac secrétariat et puis un été, elle est venue travailler ici et elle a aimé le métier. Tu verrais aujourd'hui comment elle parle de son métier ! Franchement, on voit que c'est quelqu'un qui respecte son métier, qui a l'air de bien travailler. Elles sont toutes les deux aides-soignantes, mais aucune ne travaille ici. Ce n'est pas plus mal, je crois que je n'aimerais pas travailler avec elles. Elles non plus d'ailleurs.

Je suis contente pour elles, mais je crois que si elles étaient infirmières, je serais encore plus contente. Je les pousse dans ce sens d'ailleurs. Ça reste dans la branche et je pense qu'elles seront moins fatiguées plus tard. Je leur dis d'ailleurs : « Pour l'instant vous êtes jeunes, mais vous verrez dans quelques années. » Parce que je trouve quand même que c'est l'aide-soignante qui a le travail le plus difficile, quel que soit le service. En plus, je trouve que vis-à-vis de la hiérarchie, l'aide-soignante n'est pas considérée comme elle le devrait. On est moins considéré que les infirmières. Ça me fait penser à une anecdote. Il n'y a pas longtemps, une infirmière nous a sorti que l'infirmière était la tête et l'aide-soignante les bras et les jambes ! Tu te rends compte ! Je te garantis qu'elle nous a entendues !

Quand je fais le bilan, je me dis que pour ma famille, j'ai bien fait de venir, mais pour ma carrière, un peu moins sans doute. On est enfermé dans la gériatrie. C'est difficile d'en sortir et ça, ce n'est pas bon pour l'évolution de la carrière. Étant jeune, je voulais passer le concours d'infirmière, mais à l'époque, il y avait de la chimie au concours et j'étais très nulle en chimie. Alors ça ne s'est pas fait. Ensuite, j'ai eu mes enfants et puis j'étais de nuit, et les années ont passé... Mais ça m'aurait plu d'être infirmière.

Je regrette aussi de ne pas avoir fait plus de services différents. Parfois, je me dis que j'aurais peut-être dû rester plus longtemps à Reims pour découvrir d'autres choses. J'aurais aimé travailler au pool pour aller en diabétologie ou en traumatologie par exemple. Mais je ne suis pas restée assez longtemps à Reims. Je suis à deux ou trois ans maximum de la retraite, à moins que d'ici là, ça ne change encore. Je m'y vois bien, car mon mari sera en retraite en même temps que moi. J'attends ça surtout pour les six mois d'été. L'hiver, je pense que ça sera un peu plus long, mais l'été, on partira. Par contre, tu vois, si je pouvais travailler une journée par semaine ou quelque chose comme ça, ça serait mieux. L'idéal, ce serait de pouvoir passer à 80 %, deux ans avant la retraite, puis de passer à 50 % un an avant. Parce que s'arrêter net, du jour au lendemain, c'est trop brutal. Surtout qu'on est censé partir en bonne santé. Ce qui me surprend, c'est qu'au travail, on te demande du rendement, du rendement, toujours du rendement, et que du jour au lendemain, tu te retrouves sans rien faire ! C'est trop brutal à mon avis. Je n'ai pas peur de m'ennuyer, mais j'ai peur d'être coupée du monde. J'ai l'impression que je n'aurai plus de vie sociale. C'est ça qui risque de me gêner. Malgré tout, j'ai envie d'être à la retraite parce qu'arrive un moment où tu as envie d'autres choses. Je pense à mes petits-enfants. Je me dis que je vais pouvoir m'en occuper, peut-être les emmener à la piscine, faire des activités comme ça.

Pour conclure sur ce bilan, je dirais que si j'avais trente ans de moins, et bien je referais ce métier ! Car au fond, ce qui est pénible, c'est le manque de souplesse des conditions de travail, mais pour le reste, c'est un beau métier. Les gens disent que c'est ingrat, mais tu sais, on a aussi des récompenses. Avec certains résidents, un simple geste, un simple regard, ça peut suffire. Il n'y a pas que les mots. Dans un regard, il y a plein de choses qui passent... Parfois, on sent de la reconnaissance dans le regard, et ça, c'est magnifique. Quand tu vois par exemple une grand-mère qui souffre et qui se force à te faire un petit sourire, c'est quand même beau. Ça met du baume au cœur. Regarde, encore ce matin, il y a une dame qui m'a prise dans ses bras pour me faire un câlin en me disant : « Je t'aime bien, toi ! » C'est quand même beau, non ? Elle était contente. Ce sont des beaux moments. Et puis il faut un peu rentrer dans leur bulle. Si tu ne le fais pas, ça va moins bien. Ils sont contents de raconter leurs histoires, ils sont contents d'être écoutés. Je pense que pour faire ce métier, il faut l'aimer. En tout cas, c'est un super métier !

*

Jocelyne :

Déjà, j'ai envie dire que c'est passé très vite. Mais c'est positif. Je suis bien dans le service, bien avec mes collègues… Maintenant, je viens plus à reculons qu'il y a quelques années, il faut être honnête, parce que la charge de travail est lourde et aussi parce qu'on n'est pas reconnu dans ce qu'on fait, mais le travail me plait toujours. J'ai souvent dit que je voulais partir, mais je ne l'ai jamais fait. Ce qui se passe, c'est qu'avec le temps, tu crées des liens avec des collègues, alors tu te dis : « Si je pars, qu'est-ce que je vais trouver ? Ça va peut-être être pire ? » Pour finir, je n'ai jamais eu le cran de partir…

Le problème, c'est qu'on nous en demande toujours plus et qu'il n'y a jamais rien en retour. Ce manque de reconnaissance fait qu'on ne s'investit plus autant qu'avant. Tu sais, une fois que tu as fait ta journée ici, tu es crevée. C'est fatigant. C'est très physique. C'est pour ça que quand on se retrouve entre nous le matin, au café, on se défoule un peu, ça nous fait du bien. C'est difficile, en plus tu as l'impression de ne pas être écoutée, même quand tu dis quelque chose en transmission par exemple. On ne prend pas tout le temps en compte ce qu'on dit. Pourtant, comme je dis toujours : sans aide-soignante, un service ne pourrait pas tourner. Du côté des familles, ça a beaucoup évolué aussi ces dernières années. Ça devient tellement cher que les gens attendent une certaine qualité, donc ils deviennent très exigeants.

Moi, dans mon métier, ce qui me plait, c'est le fait de soigner les gens. Mais je pense que si j'avais pu, si je n'avais pas eu mes soucis de santé, j'aurais fait l'école d'infirmière. Je regrette vraiment. C'est la chose qui me manque en fin de compte... J'aime tout ce qui est technique. Il me reste quelques années avant la retraite, mais je voudrais partir le plus vite possible, car j'en ai marre. La charge de travail est trop lourde et je suis trop fatiguée. Physiquement, ça devient dur.

*

Patricia R :

Mon bilan est positif. Je ne regrette absolument pas d'avoir changé d'orientation professionnelle, car je me suis épanouie dans mon travail. En plus, j'ai appris plein de choses au contact des personnes âgées. J'ai découvert des histoires de vie passionnantes. Humainement, c'est vraiment un travail enrichissant. Je regrette seulement qu'on m'ait envoyée si tard à l'école d'aide-soignante. Mais que voulez-vous, à l'époque, je n'étais pas dans les petits papiers de la cadre de santé...

*

Martine M :

Forcément, après tant d'années dans la maison, j'ai vu beaucoup de choses, beaucoup de situations assez drôles et parfois même des situations plutôt gênantes... Il ne faut pas se le cacher, pendant des années, la vie de l'hôpital a aussi été marquée par des histoires de couple au travail. Pendant que certaines filles travaillaient, d'autres se payaient du bon temps ! Et ça, c'était blessant et écœurant. Blessant pour l'image parce que lorsque dans les instances, tu te plains de ne pas avoir assez d'effectifs, il y a de quoi être en colère ! Ça, je ne l'accepte pas ! On a vu tellement de choses pendant des années... Ça ne se dit pas trop, mais les anciennes, comme moi, on le sait toutes.

Pour moi, une page va se tourner. Mon choix est fait, je pars à la retraite. Mon travail me manquera sans aucun doute. Mais il y a un temps pour tout. Je vais profiter de ma petite famille et de ma mère, car le temps passe trop vite et je commence seulement à m'en rendre compte. Pourtant, les anciennes me le disaient, mais je ne les écoutais pas. Comme quoi, il faut toujours écouter la voix de la sagesse !

Pour conclure, je vais dire quelque chose qui me fait mal et que je constate depuis quelque temps… Dans le temps, les résidents nous appelaient « les gamines ». Mais maintenant, j'ai des grand-mères qui m'appellent « mémère » ! *(rires)* Ce n'est pas rare que j'entende des : « Eh mémère, tu peux me donner ça ?! » Je te jure que ça me désole ! Tu commences ta carrière en tant que « gamine », et tu la termines comme une « mémère »… ! *(rires)*

www.ingramcontent.com/pod-product-compliance
Lightning Source LLC
LaVergne TN
LVHW011033061026
849535LV00006B/2073